Harmonie findet nicht unterm Teppich statt

Mit Leichtigkeit du selbst sein und
dabei echte & gesunde Beziehungen leben

Angela Kittner

AHA-
MOMENTE
GARANTIERT

ANGELA KITTNER

Harmonie

FINDET NICHT UNTERM TEPPICH STATT

Mit Leichtigkeit du selbst sein und
dabei echte & gesunde Beziehungen leben

1. Auflage Oktober 2023

Dieses Buch versteht sich als Ratgeber und ist kein Ersatz für eine psychotherapeutische oder ärztliche Behandlung. Der Inhalt darf keinesfalls als medizinische Hilfe gesehen werden. Bei Verdacht auf Erkrankungen wende dich bitte an deinen Arzt.

Text:	Angela Kittner | **www.angelakittner.de**, Brauhausgasse 17, 99423 Weimar
Coverdesign & Buchsatz:	Kia Kahawa Verlagsdienstleistungen, Lena Adolph | www.kiakahawa.de
Lektorat:	Rebekka Behrendt | www.deinbusinessdeinbuch.de
Illustrationen:	Rike Ringeis | www.rikeringeis.de
ISBN:	978-3-00-077120-0

Website:	www.angelakittner.de
E-Mail:	kontakt@angelakittner.de

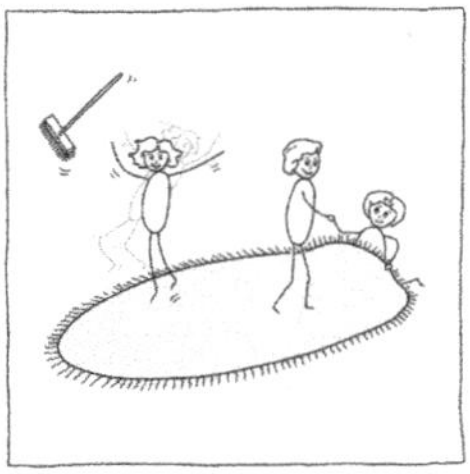

VORWORT: HEREINSPAZIERT

Willkommen in deinem Leben.

Dein Leben, welches – von außen betrachtet – echt in Ordnung ist. Für andere Menschen bist du eine starke und freundliche Frau, die für alle da ist und immer ein offenes Ohr hat. Schon immer fiel es dir leicht, dich zurückzunehmen und anderen den Raum zu geben.

Mit deinem Einfühlungsvermögen erschaffst du eine Atmosphäre, in der sich Menschen wohl und angenommen fühlen. Du hast ein gutes Gespür für Emotionen und nimmst mit deinen feinen Antennen Misslagen und Unstimmigkeiten wahr, die anderen verborgen bleiben. Sensibel erkennst du, was dein Gegenüber braucht. Du liebst dein Leben und willst auf keinen Fall undankbar sein, doch da gibt es diese Momente ...

... Nächte, in denen du kein Auge zubekommst vor lauter Sorgen.
... Gedankenkarusselle, in denen du feststeckst,
aber allein nicht herausfindest.
... Bauchschmerzen, die dir den Magen zuschnüren,
aus Angst es nicht zu schaffen.

... Fressattacken, bei denen du wahllos Schokolade in dich hineinstopfst, weil du nicht anders kannst.
... Beziehungen, die dir deine Kraft rauben, weil keiner dir richtig zugehört hat.

Aber das ist noch nicht alles.
Es kriselt an vielen weiteren Stellen in deinem Leben.

Da ist die Angst, die gleichen Fehler zu machen wie deine Eltern und dass deine Kinder eines Tages negative Gefühle dir gegenüber haben.
Da ist dein Partner, von dem du dich unverstanden fühlst, und du hast keine Ahnung, wie du an ihn herankommst.
Da gibt es diese nagenden Fragen in dir:

Warum bin ich nur so?, Stimmt etwas nicht mit mir? und *Sollte ich nicht glücklich sein?*

Du fragst dich, warum es dir so schwerfällt, „Nein" zu sagen. Warum du dich immer wieder breitschlagen lässt und dich am Ende in Situationen wiederfindest, die dir zum Hals raushängen?
Wieso kannst du den Menschen um dich herum nicht einfach sagen, wie es dir geht, was du denkst und was du dir wünschst?
Weshalb hast du für ALLE immer einen guten Rat, doch bei dir selbst kommst du nicht weiter?
Trotz all deiner Bemühungen um Beziehung und Miteinander bleibst du am Ende des Tages erschöpft und ausgelaugt zurück.
Allein.

Dein großes Harmoniebedürfnis und die Fähigkeit, dich in andere hineinzuversetzen, ist deine Stärke. Das ist wundervoll.
Doch, wenn du nicht aufpasst, wird genau das zu deiner größten Schwäche.

Ich weiß, wie es ist, im Hamsterrad zu laufen, mit dem Ziel, alle glücklich machen zu wollen.

Als Mama von vier Kindern, Ehefrau, Freundin und Anlaufstelle für viele Menschen in meiner Umgebung opferte ich mich gerne auf. So habe ich natürlich die Kinder der anderen gebabysittet, noch den zweiten Kuchen für das Schulfest gebacken, meinem Mann täglich den Rücken freigehalten und mich ehrenamtlich engagiert. Ich wollte Lücken schließen, die andere hinterließen. Was glaubst du? Wer übernahm Aufgaben, für die keiner Zeit hatte und die niemand wollte?
Ich!
Selbstverständlich!
Ständig kam ich an meine Grenzen und überging diese. Darüber hinaus überging ich meine innere Stimme, die mir sagte: „Jetzt ist mal gut! Gib' auch mal was ab! Sag' ehrlich, was du nicht willst und nimm dir Zeit für dich." Aber ich kam einfach nicht aus meiner eigenen Haut heraus.

Mein Traum von einem „Friede-Freude-Eierkuchen-Leben" bröckelte. Ich glaubte, ein harmonisches Umfeld zu schaffen. Tatsächlich legte ich einfach nur Teppiche auf ein Minenfeld und wunderte mich dann, dass es immer wieder um mich herum explodierte.
Ich war frustriert und verärgert. Enttäuscht von Kontakten, die oberflächlich waren. Verletzt in Beziehungen, weil mir Vertrauen und Harmonie fehlten. Mein Mann und ich stritten immer öfter über Alltagskram und meine Kinder wehrten sich gegen meine Beschönigungsversuche. Als Mama war ich rund um die Uhr damit beschäftigt, die Kinder in meine Vorstellung von „heile Welt" zu pressen. Wenn die Kinder sich stritten, machte ich die Fenster zu, damit die Nachbarn es nicht hörten. Und meinem Mann warf ich vor, dass er zu wenig für mich da ist. Ich sprang zwischen den Bedürfnissen der anderen hin und her. Verzweifelte darüber, dass es mir nie gelang, alle glücklich zu machen.

Nach außen konnte ich die heile Fassade meistens aufrechterhalten, doch in mir sah es anders aus. Mein Leben war kompliziert, anstrengend und überhaupt nicht harmonisch.
Jedes Mal, wenn mir alles zu viel wurde und ich richtig in der Sackgasse steckte, machte ich diesen Fehler: Ich raffte mich auf, lächelte und kümmerte mich weiter um die anderen.

„Ach, ist doch nicht so schlimm“, sagte ich zu mir.
Heute weiß ich: Es ist eben doch schlimm.
Es ist schlimm, mich selbst zu opfern.
Es ist schlimm, Gemeinschaft aus Pflichtgefühl und schlechtem Gewissen herzustellen.
Es ist schlimm, immer wieder Ärger und Frust herunterzuschlucken.

Mein Leben veränderte sich, als ich die Individualpsychologische Ausbildung begann. Bevor es wieder um die anderen ging, lernte ich dort, mich erst einmal mit mir selbst zu beschäftigen. Mehr und mehr verstand ich, wer ich bin. Wer ich bin, wenn ich mal nicht Partnerin, Mutter, Tochter, Freundin, Mitarbeiterin oder Arbeitende bin. Mir wurde klar, dass viele meiner Handlungen unbewusst geschehen. Ich fand heraus, dass vieles mit meiner Prägung zu tun hatte. Zum Beispiel sorgte ein Riesen-„Aha-Moment“ für eine 180-Grad-Drehung in mir. Ich dachte, dass ich tief in mir erst glücklich bin, wenn alle anderen glücklich sind. *Moment mal!*, traf mich die Erkenntnis. *Das zu denken und danach zu handeln, ist ziemlich verrückt.* Diesen Zustand herzustellen, war so gut wie unmöglich. Denn kaum hatte ich eins meiner Kinder mit seinem Lieblingsessen beglückt, fiel das andere hin und weinte. Am Abend klingelte das Telefon und meine Freundin brauchte mein offenes Ohr, gleichzeitig kam mein Mann von der Arbeit und wünschte sich Zeit mit mir. Dabei musste ich eigentlich den Eltern-Kind-Kurs vorbereiten und das Geburtstagspäckchen für meine Eltern packen.
In den Jahren meiner Ausbildung veränderte sich viel in mir. So konnte ich überhöhte Ansprüche an mich selbst loslassen und entdeckte, dass es umgekehrt Sinn ergibt:

Erst, wenn ich selbst glücklich bin, kann ich andere glücklich machen. Wenn ich mich selbst gut kenne und verstehe, kann ich für andere Verständnis haben. Wenn ich bereit bin, Konflikte auszuhalten und auszutragen, gewinne ich echte Nähe und Vertrauen.
Durch diese Reise kann ich heute mit meinem Mann offen reden, wir können uns mitteilen und über unsere Wünsche und Bedürfnisse wertfrei sprechen. Meinen Kindern kann ich entspannt begegnen und

ihnen aus vollem Herzen und ohne Druck geben, was ich habe: mich. In mein Leben ist eine neue Gelassenheit eingezogen, die mir sehr guttut. Mittlerweile kann ich immer besser „Nein" sagen, muss nicht mehr einspringen und mich verbiegen, aus Sorge, andere zu verletzen. Ich bin ich. Mit allem, was zu mir gehört. Heute weiß ich, was ich brauche, was in mir abläuft, und ich habe den Mut, mich genau so zu zeigen.

Und genau das wünsche ich mir für dich. Ich wünsche dir, dass du dich selbst kennenlernst, dass du dich für dich selbst interessierst und zu dir stehen kannst. Ich wünsche dir, dass du die Angst vor Konflikten verlierst, weil du weißt: Es ist möglich, sich nahe zu sein, trotz Unterschiedlichkeit. Ich wünsche dir die Gelassenheit, unvollkommen zu sein und dass deine Ehrlichkeit und Harmonie nicht mehr im Konflikt miteinander stehen.

In den letzten Jahren vertrauten sich mir viele, einzigartige und wundervolle Menschen an. Sie erzählten mir im Coaching, wie es wirklich in ihnen aussieht, von ihren wahren Gefühlen und Gedanken. Sie öffneten ihr Herz und offenbarten, was sie vor anderen geheim hielten. Während ich ihren Erlebnissen und Erzählungen lauschte, erkannte ich ein Muster. Alles, was sie taten, geschah nicht aus einem freien Herzen. In Wahrheit übergingen sie immer und immer wieder ihre eigenen Bedürfnisse und Gefühle. Sie taten es FÜR jemanden, doch nicht für sich selbst.

Auch ich rackerte mich damals für andere ab und verlor dabei das Wichtigste, das ich hatte: MICH.
Warum erzähle ich dir das?
Wieso schreibe ich ein ganzes Buch darüber?
Für mich ist es so wertvoll, all diese Erkenntnisse und Aha-Momente mit dir zu teilen und an dich weiterzugeben.
Du musst dich nicht opfern, aus Pflichtgefühl handeln oder deine Gefühle hinunterschlucken. Es gibt einen anderen Weg, Harmonie zu leben. Keine scheinheilige Harmonie, sondern eine echte Harmonie im Einklang mit dir selbst, den anderen und dem Leben.
Ich möchte dir einen Spiegel vorhalten, damit du dich selbst erkennst und aus deinem Hamsterrad aussteigen kannst.

Wünschst du dir mehr Zeit für dich, ohne dass andere Menschen leiden oder zurückstecken müssen?
Sehnst du dich danach, dass dein Leben so leicht und sanft wird wie die Blätter im Wind?
Willst du endlich wissen, welcher Mensch du hinter den Aufgaben und Rollen in der Tiefe deines Herzens bist?
Spürst du, dass es an der Zeit ist, etwas zu verändern?

Das Buch ist für dich, wenn du bereit bist, dich auf eine Entdeckungsreise zu dir selbst zu begeben.
In 17 Kapiteln zeige ich dir, weshalb dein Leben so ist, wie es ist. Ich erkläre dir die Zusammenhänge, die dir helfen werden, dich, dein Leben und deine Mitmenschen besser zu verstehen.
Du erfährst, wie du beginnst, ein Zuhause in dir zu schaffen. Ein Zuhause, in dem du dich selbst wohl fühlst und das dir Freude bereitet.

Bei mir bekommst du keine trockene Theorie. Nein, ich gebe dir konkrete und praktische Tipps, die du direkt in deinem Alltag anwenden kannst und solltest. Denn Wissen allein reicht nicht aus. Erst, wenn du die Erkenntnisse in deinem Leben auch umsetzt, nach denen du dich schon lange sehnst, wirst du neue Erfahrungen machen.
Deshalb wird das Buch dich herausfordern, aktiv mitzuarbeiten.
Du wirst dir Fragen stellen, die du dir noch nie gestellt hast. Du wirst dich mit deiner Herkunftsfamilie beschäftigen und begreifen, was das mit deinem Heute zu tun hat. Du wirst Puzzleteile wiederfinden, die dir verloren gegangen sind und sie neu zusammensetzen.
Ich nehme dich mit in das Systemische Denken. Es wird dein Leben und deine Beziehungen neu sortieren. Du machst dich auf den Weg zu deinen Ressourcen und beginnst, die Menschen und Situationen anders zu bewerten. Am Ende wirst du feststellen, dass es nicht nötig ist, alles unter den Teppich zu kehren, weil du weißt, wie du dir anschaust, was darunter liegt und es Stück für Stück hervorholst.
Du wirst erkennen, wie wertvoll das ist und es wird dich und deine Mitmenschen verändern.

Stell dir vor, das Buch ist ein gedeckter Tisch, den ich extra für dich hergerichtet habe. Liebevoll wählte ich alle Zutaten aus. Nimm dir von diesem Tisch, was du magst, was für dich Sinn ergibt und was dir nützlich scheint. Denn ich bin mir sicher, dass du tief in dir drin schon weißt, was du brauchst.

Wusstest du, dass du dich selbst mit der gleichen Aufmerksamkeit und Sensibilität behandeln kannst, wie du es mit anderen tust?
Wie?
Das erfährst du in diesem Buch.
Bist du bereit?
Dann hereinspaziert!
Hereinspaziert in eine neue Sicht auf Harmonie.
Harmonie, die nicht unterm Teppich stattfindet.
Harmonie, bei der du ganz du selbst bleibst und nicht über all die ungeklärten Konflikte stolperst, die sich unterm Teppich angesammelt haben.

Auf in gesunde und harmonische Beziehungen, die dich und andere glücklich machen.

Deine Angela

PS:

Die Beispielgeschichten und Namen in diesem Buch sind frei erfunden. Sie beschreiben Situationen und Erfahrungen, die so oder so ähnlich stattfinden können. Alles wurde so zusammengestellt, dass kein Bezug zu echten Personen hergestellt werden kann.

PPS:

Mir ist bewusst, dass Beziehungen, Partnerschaften und Familienkonstellationen sehr individuell sind. Solltest du dich in meinen Erzählungen nicht wiederfinden, fühle dich bitte genauso angesprochen. Die Impulse, Tipps und Ideen kannst du für dich und deine Liebsten anwenden, unabhängig für welche Lebensform du dich entschieden hast.

PPPS:

Mit diesem Buch hast du dir mein Geschenk gesichert. Einen kostenfreien Kommunikations-Guide, der dir hilft, klar und freundlich rüberzubringen, was dir wichtig ist. Der Guide enthält ein Video mit meiner W-E-G-Formel und eine Checkliste mit 40 Sätzen, die du sagen kannst, wenn du mal wieder herumeierst.

Gehe jetzt auf **www.angelakittner.de/kommunikation/** und hol dir dein Geschenk. Wenn du magst, kannst du dich dort auch für meinen Newsletter eintragen.

KAPITEL 1:

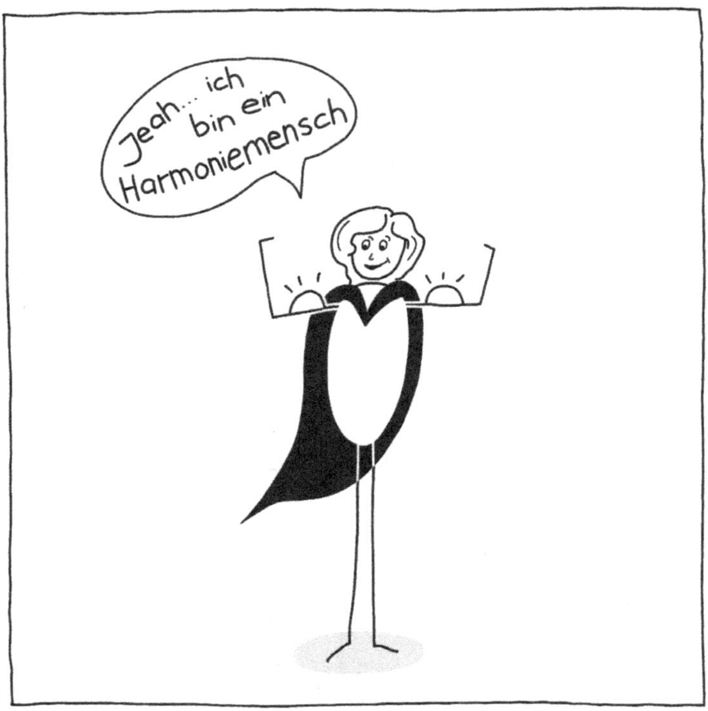

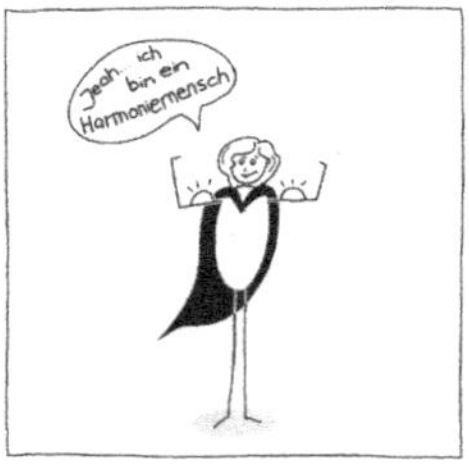

VON WEDELGESTEN UND TASCHENTÜCHERN –

Die schlauen Taktiken harmoniebedürftiger Menschen

Bullerbü. Kleine heile Welt. Fröhliches Herumtollen, Freiheit und nichts als Liebe. Ist es nicht diese idyllische Vorstellung vom gemeinsamen Leben, die wir in uns spüren?
Uns alle wünschen?

Ach, wenn es doch immer so harmonisch wäre. Die Welt wäre viel schöner ohne Streit, Konflikte und diesen ganzen Missverständnissen und Meinungsverschiedenheiten.

Du hältst deine heiße Kaffeetasse schützend mit beiden Händen, während deine Gedanken abschweifen. An den Füßen spürst du den warmen Sand, der an deiner noch nassen Haut kleben bleibt. Leise rauscht die nächste Welle heran. Du gehst mit deinem Mann Hand in Hand am Strand spazieren. In diesem Moment fühlst du dich stark und sicher. Eine Weile geht ihr schweigend miteinander und du spürst die tiefe Verbundenheit, die zwischen euch gewachsen ist. Es braucht keine Worte. Es ist so friedlich.

Ein wenig später plaudert ihr über das Leben, tauscht eure Träume aus und lacht über die kleinen Möwen, die sich im Sand um einen Brocken Brot streiten. Hach, so schön.

Das Türklingeln reißt dich aus deinem romantischen Tagtraum. Du schreckst zusammen. Und da ist sie plötzlich: eure Realität. Zack. Zurück aus der Traumwelt. So sieht dein Alltag wirklich aus. Ihr gebt euch gerade noch die Klinke in die Hand. Abends sitzt ihr auf dem Sofa, jeder mit dem Gesicht im Handy. Manchmal braucht es nur einen kurzen Wortwechsel und die Stimmung kippt. Ihr rutscht in einen Streit und du bist enttäuscht. Du fühlst dich unverstanden. Du gehst ins Bett und bist allein. Ganz allein mit deinen Sorgen, deiner Wut, den Gedanken, Wünschen und Ängsten.

Was, wenn sich keiner über den anderen ärgern müsste? Was, wenn es keine verletzenden Worte gäbe, die innerhalb kürzester Zeit jeden Moment zerstören?

Du bemühst dich mehr und mehr, solche Konfliktsituationen zu vermeiden, willst deinem Mann keinen Anlass für einen Streit geben, und versuchst, seine Erwartungen zu erfüllen. Du willst Harmonie schaffen. Es soll doch friedlich bei euch sein.

Du liebst Harmonie.

Du brauchst Harmonie.

Es gibt dir ein sicheres Gefühl, wenn alles ruhig ist. Du magst es entspannt, fröhlich und leicht.

Und genau deswegen bist du ständig mit der Harmonie beschäftigt. Durch dein Harmoniebedürfnis checkst du unbewusst die ganze Zeit das Verhalten, den Zustand, die Launen, die Befindlichkeiten deiner Mitmenschen ab. Als hättest du feine Antennen, die Gefahren auf kilometerweite Entfernung spüren, wenn deine Harmonie bedroht ist.

Und dann zack, da, wo sich ein Konflikt anbahnen könnte, bist du zur Stelle. Du lässt dir etwas einfallen.

Du bietest etwas an, bietest dich an. Willst schlichten und aufheitern. Das ist zu deiner großen Stärke geworden. Du liebst Harmonie und du kannst sie herstellen. Bei dir fühlt man sich wohl. Du bleibst freundlich, sagst nie ein böses Wort und sorgst für eine Atmosphäre, in der sich alle wohlfühlen.

Doch da, wo dir die Sicherheit und der innere Halt fehlen, brauchst du diese „künstliche" Harmonie, die dir das Gefühl gibt, dass alles okay ist. Doch, weißt du was? Wenn der innere Halt nicht da ist, bringt dir der oberflächliche Frieden nichts. Außer, dass er deine Nerven auffrisst und du immer weniger Zeit für dich, deine Träume und Bedürfnisse hast. Du bist so sehr beschäftigt, alles ruhig zu halten, dass dir sogar die Energie und Zeit fehlen, echte und tiefe Beziehungen aufzubauen. Das, was du dir so sehr wünschst. Statt mit deinem Mann tatsächlich einen entspannten Spaziergang am Strand zu machen, ihn zu fragen, wovon er träumt und was ihn beschäftigt, gehst du ihm aus dem Weg. Du wuselst zwar um ihn herum, aber bleibst auf „sicherem" Abstand.

Das Ganze ist anstrengend. Du bist permanent beschäftigt, und oft fühlst du dich hilflos, weil du eben nicht alles verstehst, unter Kontrolle hast und nicht jeden Konflikt vermeiden kannst.

Konfliktmomente lösen in dir ein ganz beklemmendes Gefühl aus. Dein Herz rast. Dein Puls steigt. Dein Hals ist wie zugeschnürt. Stresssymptome. Dein Körper hat richtig Panik.

Harmonieabhängige Menschen haben sich eine ganze Reihe an schlauen Taktiken angewöhnt, um diese Situationen zu vermeiden.
Worin bist du Experte?

» Themen nicht ansprechen
» innerlich abschotten
» Entschuldigen
» Beschönigen
» Bagatellisieren
» Ablenken
» in dich hineinfressen
» atmen gehen
» Zustimmen
» für Ruhe sorgen durch Schreien, Schlagen, Wegschicken ...
» Abnicken

» Weinen
» Schmollen
» Moralisieren
» Zurückziehen

All das sind Schutzmechanismen und Versuche, einen Konflikt oder einen disharmonischen Moment erträglicher zu machen, oder noch besser: direkt zu beenden.

Wie kommst du da raus? Wie kannst du freier und gelassener mit Disharmonie umgehen? Wie kannst du diese ganze Energie umlenken, sodass du nicht immer in Alarmbereitschaft sein musst?
Du wünschst dir, offen über deine Gefühle reden zu können. Du willst authentisch sein. Nicht nach außen so tun, als ob. Sondern dich wirklich so zeigen, wie du bist. Und du willst nicht so abhängig von anderen und ihrem Verhalten sein?

Das geht. Ich erzähle dir ein Beispiel von mir:

Ich bin in einen Konflikt geraten, der nicht meiner war. Es fühlte sich schrecklich an. Ich bekam hautnah mit, wie sich zwei Menschen stritten, missverstanden und sich gegenseitig tief verletzten. Sie schimpften einander an und es flossen Tränen. Für mich ein schrecklicher Moment.
Ich saß da und beobachtete die Szene. Ein Teil von mir wollte helfen, trösten, schlichten, verstehen und klären. Früher wäre ich sofort in die Bresche gesprungen.
Und ehrlich gesagt, warf ich meinem Mann einen flehenden Blick zu, damit er nichts Unpassendes tut. Die Luft war zum Schneiden, und ich hatte Angst, dass eine falsche Reaktion das Ganze zum Eskalieren bringt. Mein Mann fand das natürlich gar nicht toll, bevormundet zu werden. Sein Blick zeigte mir, dass er wusste, wie unangenehm die Situation für mich ist. Mit seinem verstehenden Augenrollen half er mir, mich zu erinnern, dass ich bei mir bleibe.
Später spielten wir die Situation noch einmal durch. Wir mussten beide darüber lachen, wie ich früher reagiert hatte. Damals machte ich immer

wedelnde Beruhigungsgesten in seine Richtung, um ihn davon abzuhalten, mit seiner direkten Art die Stimmung komplett zu zerstören. Mein altes „Ich" hätte versucht, Harmonie zwischen den Streithähnen herzustellen, indem es Taschentücher anbot, „Bsch bsch" zuflüsterte und versuchte, mit „Habt-euch-doch-alle-lieb"-Ansprachen die Stimmung wieder runterzufahren. Doch heute ist das anders. Ich muss hier nicht durch Wedelgesten irgendwen dazu bringen, diesen Moment zu entschärfen. Das war an dieser Stelle nicht meine Aufgabe. Ich hatte hier keinen Beratungsauftrag, sondern war privat unterwegs. Mein Job war nicht, den Streit zu schlichten. SONDERN den harmoniebedürftigen Teil in mir zu beruhigen und bei mir zu bleiben:

> „Das ist NICHT mein Konflikt. Ich brauche nichts tun, mich nicht mitverantwortlich machen."

Es ist mir dann echt gut gelungen, diese Stimmung auszuhalten und „an mir vorüberziehen" zu lassen. Ein Erfolg für mich. Und auch für meine Beziehung zu meinem Mann. Noch vor ein paar Jahren hätte mich das fertiggemacht und den ganzen Tag ruiniert. Am Ende wären mein Mann und ich noch sauer aufeinander geworden und wir hätten einen fetten Ehestreit gehabt. Doch in dieser Situation konnten wir uns gegenseitig verstehen und unterstützen. Wer sich in meiner Gegenwart streiten will, darf das. Auch, wenn ich daneben sitze. Außerdem habe ich zwei gesunde Beine und einen Mund. Ich kann entspannt sagen: „Hey, das ist mir gerade etwas viel, ich gehe mal kurz raus."

Es war ein Prozess, an diesen Punkt zu kommen. Auch ich träume von der heilen kleinen Welt. Aber ich war bereit, diesen Traum aufzugeben und zerplatzen zu lassen. Denn diese Seifenblasenträume haben keinen Bestand, kein Fundament. Ich glaube, dass echte Harmonie möglich ist. Doch das ist nicht die Harmonie, bei der ich alles unter den Teppich kehre und gute Miene zum bösen Spiel mache. Heile Beziehungen, die auf einem festen Fundament stehen, sind möglich, wenn ich bereit bin, die Disharmonie in der Harmonie zu akzeptieren. Harmonie bedeutet nicht, dass es keine Meinungsverschiedenheiten, Streite oder Konflikte gibt. Es bedeutet vielmehr, in dem und mit dem zu harmonieren, was ist. Mit mir selbst in Harmonie zu sein. Mein Innen und Außen in Einklang zu bringen.

Ich habe gelernt, dass Harmonie mit mir und in mir die wichtigste Grundlage für entspannte Beziehungen ist. Je mehr ich mich verstehe und kenne, desto klarer werde ich für andere. Und dann gibt es echte Begegnungen. Nähe, die nicht gekünstelt ist. Darin kann ich entspannt loslassen. Zulassen, was da ist. So können wir gemeinsam träumen, Seifenblasen pusten, sie zerplatzen lassen, sie einfangen und gespannt den Moment erwarten, wo sie sich in Luft auflösen. So, wie wir es als Kinder früher immer taten.

Dazu will ich dir ein paar hilfreiche Aspekte aufzeigen, wie du deine Harmoniefähigkeit einsetzen kannst, ohne von ihr abhängig zu sein.

Aspekt 1: Freiwilligkeit

Das Verhalten anderer hat große Auswirkungen auf dich. Deshalb versuchst du, weniger zu streiten, unterbrichst Diskussionen und „motivierst" Menschen, friedlich zu sein.
Das macht Druck. Der andere fühlt sich bevormundet und belehrt. Daraus resultieren schlechte Laune, Streit und Meckerei. Eigentlich genau das, was du nicht willst.
Wenn du dem anderen die Wahl gibst und er selbst entscheiden darf, wie er sich gerade verhält, nimmst du diesen Druck für ihn raus. Er ist nicht mehr für deine Harmonie zuständig. Auch, wenn es im ersten Moment seltsam klingt, wirst du merken, dass bei dir ebenfalls der Druck abfällt.
Lass den anderen selbst entscheiden, wie er sich gerade fühlen will, was er sagen will, wie er sein will. Denn Freiwilligkeit hat so viel mehr Wert und setzt viel Nähe und Vertrauen frei.
Die andere Person darf wütend sein, darf schlechte Laune haben und darf meckern. Diese Person darf traurig und verletzt sein. Das alles gehört zu ihr (dieser Person).
ABER es gehört nicht zu dir.

Es ist wichtig, dass du den anderen die Verantwortung für ihre Gefühle selbst überlässt – und ihnen die Verantwortung für deine Gefühle abnimmst.
Sie brauchen es dir nicht recht zu machen. Wenn du selbst für dich einstehst und für dich sorgst, entlastet das eure Beziehung. Du ermöglichst dadurch einen neuen Raum der Gemeinschaft.
Doch, wie kannst du diese Freiwilligkeit herstellen?

Beginne bei dir. Beobachte dich, nehme war, wo du versuchst, falsche Harmonie herzustellen. Mache dir bewusst, was du gerade tust, wie du unter den Teppich kehrst, unehrlich mit dir und anderen bist und Menschen drängst, es dir recht zu machen. Wenn du soweit bist, gehe einen Schritt weiter. Lass die Kontrolle los, alles zu entscheiden, gib dem anderen die Möglichkeit, seine Gefühle zu leben, ohne selbst davon getroffen zu sein. Sage dir selbst, dass es nicht in deiner Verantwortung liegt.

Auf Dauer erreichst du so echte Nähe, Vertrautheit, Anteilnahme und Respekt. Statt oberflächlichen Frieden, der alles unter den Teppich kehrt, könnt ihr besprechen, was euch trennt, belastet oder stört. Damit schaffst du eine Grundlage, auf der ihr über eure Gefühle sprechen und euch auf tieferer Ebene begegnen könnt. Das ist es, was echte Harmonie ausmacht. Hier muss nichts versteckt oder ausgeblendet werden. Da ist es möglich, du selbst zu sein, statt jemanden zu spielen, der du nicht bist.

Aspekt 2: Bewusst machen und entscheiden
Im Lauf deines Lebens hast du viele Erfahrungen gemacht. Die Kombination aus deinem Charakter, deiner Rolle in der Familie und deinem Umfeld lehrten dich, dass Harmonie sich auszahlt.
Du hast gemerkt, dass du beliebter, anerkannter und pflegeleichter bist, wenn du dich anpasst, lieb, still und fröhlich verhältst.
Vielleicht war bei dir als Kind zuhause die Stimmung so schlecht oder gedrückt, dass du dich für gute Laune entschieden hast, um ein Gegengewicht zu schaffen und andere aufzuheitern.

Vielleicht kam dann noch die (ausgesprochene oder unausgesprochene) Erwartung dazu: Du musst für Harmonie sorgen.

Diese Erwartungen hast du tief verinnerlicht und dir zu eigen gemacht. Dein Ziel ist es geworden, gute Stimmung zu verbreiten. Damals war es wirklich sinnvoll und gut. Dadurch hast du dein Leben und das der anderen sicherer und oftmals auch erträglicher gemacht.
Dann ist es plötzlich normal für dich. Ein Automatismus, der in Dauerschleife läuft. Du hinterfragst es gar nicht mehr.
Eine ganz schön hohe Erwartung an dich selbst. Wow, was du als Kind noch in einem überschaubaren Rahmen schaffen konntest, überfordert dich heute maßlos. Und ehrlich gesagt, ist es heute weder sinnvoll noch nötig.
Heute bist du erwachsen und deshalb lohnt es sich, etwas Abstand zu nehmen, um klarer zu sehen. Mach dir klar, dass du heute nicht mehr der Sonnenschein für alle sein musst. Triff ganz bewusste Entscheidungen, wo und wie viel du zur Harmonie beitragen willst.

Aspekt 3: Stehen lassen
Kennst du den Gedanken „Ach, wenn ich das einfach stehen lassen könnte"?
Aber es fällt dir so schwer, es zu tun? Selbst, wenn du in einer Situation ruhig bleibst und „es stehen lässt", arbeitet es doch weiter in dir. Du nimmst es mit nach Hause, mit ins Bett, und manche nehmen es sogar mit ins Grab. Du kannst an nichts anderes denken, es quält dich, du gehst alles zigmal durch und wirst es nicht los.
Also, wie geht „stehen lassen"?

Wenn dir das „Stehenlassen" nicht gelingt, dann beginne doch mal damit, dich NEBEN die Situation zu stellen.
Nimm etwas Abstand. Kennst du diese Filme, in denen ein Mensch seinen Körper verlässt und von oben auf sich hinunter schaut? Genau das machst du, nur eben gedanklich. Du schaust wie ein Dritter auf die Situation. Es gibt dich, den unharmonischen Moment und dich nochmal als Beobachter. Und jetzt nimm mal als Beobachter wahr. Dieser

Beobachter fühlt nicht deine Gefühle, sondern betrachtet nur den Moment von außen:

» Was siehst und hörst du?
» Wie schlimm ist die Sache?
» Wie bedrohlich?
» Was würdest du den Beteiligten sagen?

Wenn du den unharmonischen Moment erst mal neben dich gestellt hast, kannst du ihn leichter stehen lassen. Der Moment ist dann nicht mehr in dir, sondern außerhalb von dir. Es braucht eine gewisse Trainingszeit, in diese Außenposition zu gehen und innerlich Abstand zu nehmen. Doch der Beobachter in dir hat wichtige Informationen für dich. Sein Vorteil ist die Unbefangenheit. Es geht ja nicht wirklich um ihn. Er ist emotional frei. Deshalb kann er frei reden.
Das nennt man „Metaperspektive“. Du nimmst ganz bewusst eine Position mit Abstand ein.

Aspekt 4: Superpower erkennen
Hier eine kleine Aufzählung der Stärken, die du als Harmonie-Liebender hast:

» hohe Wahrnehmung
» hohe Sensibilität
» Menschenliebe
» Warmherzigkeit
» vertrauensvoll
» Nähe schaffend
» Verbinder
» Empathie
» Beliebtheit
» helfen
» Anteilnahme
» Teamfähigkeit
» Treue

» Kooperationsfähigkeit
» Kompromissfähigkeit
» Anpassungsfähigkeit
» Flexibilität
» Kreativität
» Integrationsgeschick

Das Geniale ist, dass dir diese Stärken nicht verloren gehen, nur weil du beginnst, dich von der Harmonieabhängigkeit zu lösen. Es sind und bleiben deine Fähigkeiten und Werte. All das ist dein Schatz!
DIESE DINGE BLEIBEN!
Jetzt kommt noch etwas hinzu. Wenn du aus deiner Harmonieabhängigkeit zur Harmoniefreiheit kommst, gewinnst du neue Stärken.

Neue Stärken können sein:

» Selbstsicherheit
» Konfliktfähigkeit
» Reife
» Gelassenheit
» Beziehungen auf Augenhöhe
» Freiraum
» Kommunikationsfähigkeit
» Selbstbewusstsein
» Selbstverwirklichung

Was davon steht auf deiner Wunschliste ganz oben? Wofür willst du losgehen? Wähle dir eine der Stärken aus der zweiten Liste aus und trainiere sie. Suche dir einen Sparringspartner, mit dem du gemeinsam üben kannst. Unterhalte dich über die neue Stärke, die du entwickeln willst. So wie mir mein Mann geholfen hat, wirst auch du jemanden finden, der dich unterstützt, dich anfeuert und ermutigt. Erweitere deine Superpower, indem du die Menschen in deinem Leben unter die Lupe nimmst und jemanden entdeckst, der dir darin ein Vorbild ist. Frag doch mal, wie sie oder er das schafft und welche Tipps sie oder

er für dich haben.
Wenn du ganz sicher sein kannst, dass du okay bist, so wie du bist, dann musst du nicht um Harmonie kämpfen.
Wenn du tief innen weißt, ich darf so sein, wie ich bin, mit allem, was zu mir gehört, dann musst du nicht mit allem und jedem übereinstimmen, um zu wissen, dass du geliebt wirst.
Du brauchst dir nicht alles gefallen lassen.

Du weißt, Einheit ist möglich trotz unterschiedlicher Meinungen und Bedürfnisse. Und das fühlt sich richtig gut an.

Das ist echte Harmonie.
Diese Sicherheit und das Gefühl, wirklich angenommen zu sein, bekommen wir nicht unterm Teppich. Wir bekommen sie, wenn wir hinschauen.

Es gibt sie, die kleine, heile Welt. Bullerbü ist da, wo echte Harmonie entsteht. Wo wir Leben teilen, ganz echt und ungeschönt. Wo wir unbeschwert zusammen sind, weil wir keine Angst haben müssen vor uns selbst oder dem, was der andere gerade durchlebt. Wir fühlen uns gewappnet und wissen, dass Konflikte mehr Nähe schaffen können.
Ich denke, wenn du dir Bullerbü mal genauer anschaust, gibt es dort auch viele Herausforderungen, Probleme und Konflikte. Doch der Zauber von Bullerbü ist diese gemeinsame Welt, die wir teilen. Nicht die harmonische Welt. Es ist die Freiheit, zu sein. Sich nicht verstecken und Probleme abdecken zu müssen.

Harmonie bedeutet für mich: Wir gehören zusammen, wir lachen, weinen, streiten, arbeiten, feiern und wachsen miteinander. Das ist eine heile Welt.

KAPITEL 2:

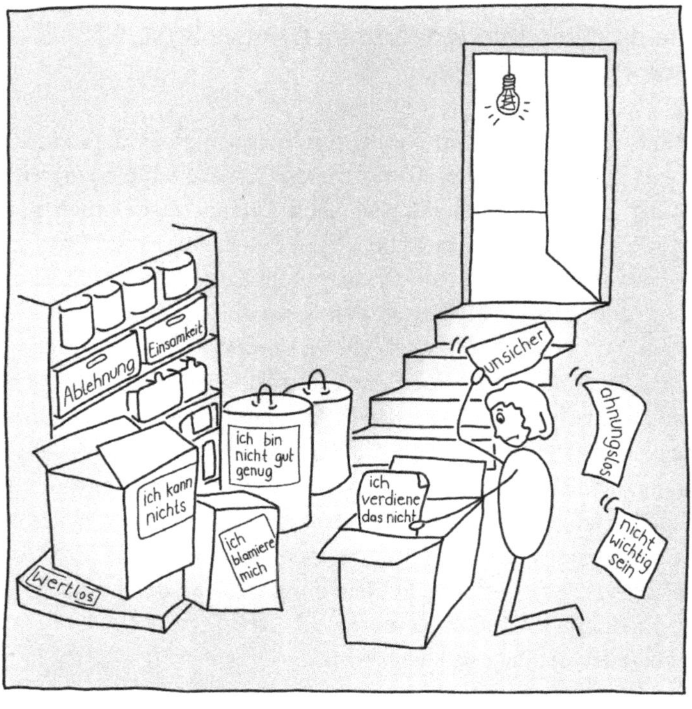
Einsamkeit
Ablehnung
ich bin nicht gut genug
ich kann nichts
ich blamiere mich
wertlos
ich verdiene das nicht
unsicher
ahnungslos
nicht wichtig sein

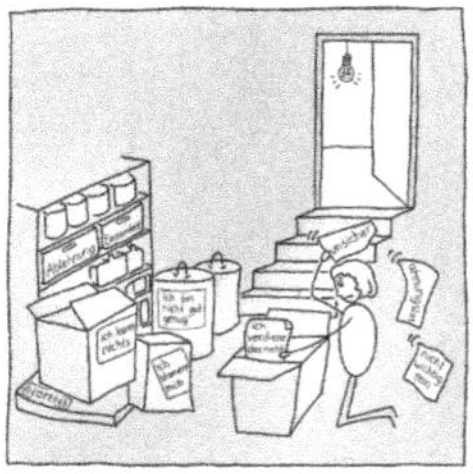

SINGEND AUS DEM KELLER –

Wie du deine Minderwertminen entschärfst, ohne egoistisch zu sein

Mein kleines Herz schlägt mir bis zum Hals. Ich greife die kalte Türklinke und drücke sie herunter. Langsam schiebe ich die knarrende Tür auf. Ich starre in den dunklen Gang. Ein modriger Geruch steigt mir in die Nase. Schnell patsche ich auf den Lichtschalter. Das Licht flimmert und erleuchtet die Treppe. Behutsam gehe ich Stufe für Stufe nach unten. Der Weg in den Keller fühlt sich für mich ewig lang an. Ich beginne zu singen. Erst leise und zaghaft, dann immer lauter. *Sollte da wirklich ein Einbrecher sein, dann wird er mir sicher nichts tun, wenn er meine schöne Stimme hört*, denke ich mir. Unten angekommen, hole ich fix die Sachen, für die ich in den Keller gegangen bin. Ich schaue mich kaum um. Auf dem Rückweg laufe ich schneller, fange an zu rennen, als wäre tatsächlich jemand hinter mir her. Stolpernd rase ich die Treppe hoch, dabei habe ich Angst, das Gleichgewicht zu verlieren. Im Rennen schlage ich den Lichtschalter aus und knalle die Tür hinter mir zu.
Nur langsam beruhigt sich mein Puls.
Puh, geschafft.

Während ich den Flur zum Wohnzimmer entlang gehe, fällt nach und nach die Anspannung von mir ab.

Damals war ich ein kleines Kind. Heute fürchte ich mich nicht mehr, in den Keller zu gehen. Doch dieses bedrückende Gefühl von damals kenne ich noch gut.

Weißt du, was sich genauso anfühlt? Eklige Minderwertigkeitsgefühle. Sobald ich in den Minderwert rutsche, ist es, als würde ich in den Keller gehen. Ein dunkler Abstieg in den Abgrund meines Herzens.
Ich bin nicht gut genug.
Ich kann nichts.
Ich weiß nichts.
Wer bin ich schon?
Ich schäme mich, wie ich bin.
Ich verdiene es nicht.
Ich bin nicht wichtig.
Wer mag mich schon?
Ich werde versagen.
Irgendwie bin ich falsch.

Dort will ich nicht bleiben und versuche, von diesem gruseligen Ort wegzukommen. Manchmal fange ich an, zu rennen, stolpere, stoße andere aus dem Weg und knalle Türen ... nur, um mich zu retten.

Uah, in diesem Keller mag ich nicht wohnen. Dort ist es unsicher und ungemütlich. Lieber sitze ich oben im warmen, kuscheligen Wohnzimmer, wo ich mich auf die Couch lümmeln kann.

Die gute Nachricht: Es gibt eine Treppe nach oben. Raus aus dem Dunkeln, hinein ins Licht. Der Aufstieg in die Gleichwertigkeit. Zurück zu deinem wahren Wert.

Lass uns zunächst anschauen, was dazu führt, dass wir uns minderwertig fühlen. Warum geben wir uns so wenig Wert?

Minderwertigkeitsgefühle hängen unmittelbar mit dem Selbstwert zusammen.

Selbstwert ist der Wert, den du dir selbst gibst.

Erst mal unabhängig davon, welchen Wert andere dir geben.
Minderwertigkeitsgefühle entstehen da, wo du dir einen minderen Wert gibst.
Dein Selbstwert ist die bewusste und unbewusste Beurteilung oder Einschätzung von dir selbst. Es ist das Bild, das du von dir hast. Wie du dich siehst und was du über dich selbst denkst. All das ergibt einen „Wert“, den du für dich unbewusst festlegst. Wenn du verstehst, dass DU es bist, der deinen Selbstwert verbessern kann, wirst du deine Minderwertigkeitsgefühle nach und nach loswerden.

Alfred Adler, ein Begründer der Individualpsychologie, beschreibt die Gleichwertigkeit zwischen Menschen mit einer einfachen Anschauung: Wir Menschen haben alle den gleichen Wert und stehen gemeinsam auf einer Ebene. Wir sind auf Augenhöhe mit den anderen, unabhängig von Alter, Geschlecht, Funktionen, Rollen oder Abstammung.

Jetzt gibt es aber immer wieder Momente und Situationen, in denen wir nach unten rutschen, weil wir von anderen Menschen klein gemacht, abgewertet und unterdrückt werden.
Dann sind wir unter der Linie.
Im Keller.
Im Minderwert.

Es wird dich überraschen, aber auch ohne das Zutun von anderen passiert es, dass wir von der Linie der Gleichwertigkeit fallen. Wir befördern uns selbst dahin, weil wir uns klein machen, abwerten und unterdrücken. Natürlich nicht freiwillig, aber dennoch aktiv.

Sobald wir in den Minderwert rutschen, wollen wir wieder heraus, weil wir dazugehören möchten und uns gleichwertig fühlen wollen.

Hier treibt uns das Geltungsstreben an, um möglichst zügig nach oben zu kommen. Unreflektiert und unverstanden geht es in die Überkompensation, wir übertreiben. Anstatt uns auf die Gleichwertigkeitslinie zu den anderen zu stellen, schießen wir übers Ziel hinaus und erheben uns über die anderen.
Drücken den anderen runter, sodass man selbst nicht mehr unten ist. Dem anderen geht es natürlich genauso und sein Minderwert zwingt ihn dazu, mich nach unten zu drücken. Ein Gerangel.
Eine Abwärtsspirale in den Keller, die sich immer weiter von der Gleichwertigkeitslinie entfernt. Da unten geht immer mehr die Stimmung flöten, die Liebe vergeht und von Leichtigkeit ist nichts mehr zu spüren. Wir suhlen uns in schweren Gedanken und sind nur noch am Kämpfen.

Soweit zur Theorie.
Wie können wir nun mit den Menschen, die uns wichtig sind, harmonisch auf einer Linie sein, ohne das Gerangel von oben und unten? Wie werden wir unsere Minderwertigkeitskomplexe los? Wie können wir wieder auf Augenhöhe gehen, wenn es uns doch mal nach unten zieht?
Am besten kannst du dort ansetzen, wo du dich „unter" die anderen stellst. Das sind Situationen, in denen du getroffen wirst. Kränkungspunkte und kleine Minen – Minderwertigkeitsminen –, die in deinem Herzen vergraben sind.

Lass mich dir dazu ein Beispiel von mir erzählen:
Als meine Kinder noch zur Schule gingen, fühlte ich mich oft unwohl in der Gesellschaft anderer Eltern. Es brauchte eine Weile, bis ich verstand, warum das so war. Vor allem bei Elternstammtischen, Elternabenden und gesellschaftlichen Runden, in denen ich neu war, kam dieses Unwohlsein auf. Ich war angespannt und hoffte, dass keiner fragte: „Und, was machst du beruflich?" Das war meine Minderwertigkeitsmine. Die Mine, auf die niemand treten sollte. Ich war wirklich aus Überzeugung Vollzeitmama und Tagesmutter, und es erfüllte mich. Doch, wenn ich mit anderen Eltern zusammen war, die alle Karriere machten und davon sprachen, was sie alles schafften – so mit Kind

und Beruf – fühlte ich mich plötzlich klein und zweifelte an mir. Ich fühlte mich minderwertig, als Einzige ohne Studium, Festanstellung und Karriere. Ich hatte ein schlechtes Gewissen, dass ich nicht vom „bösen“ Chef abhängig war und den ganzen Tag zuhause blieb. Denn in solchen Momenten fühlte ich mich nicht dazugehörig. Obwohl ich häufig die Erfahrung machte, dass andere Eltern es toll fanden, wie wir unsere Familienzeit lebten. Sie wünschten sich, es wäre bei ihnen auch möglich. Doch das half mir nicht. Ich litt darunter und das ärgerte mich zusätzlich.

Schon bevor ich den Raum zu solch einer Veranstaltung betrat, war ich im Keller. Da hatte noch keiner etwas gesagt oder gefragt. Ich war es, die sich nach unten begab und zu den anderen „aufschaute“. Ich habe meinen Wert an der Stelle sehr niedrig angesetzt. Nach außen konnte ich das gut überspielen und versuchte, in anderen Disziplinen zu glänzen, damit niemand bemerkte, wie es mir wirklich ging. Ich sage nur: Hallo Überkompensation.

Ganz easy erzählte ich dann, wie toll ich mit meinen Kindern bastle, koche und backe. Wie wichtig ich es finde, sich Zeit zu nehmen und dass es für mich eine Selbstverständlichkeit ist, auf Schulausflügen dabei zu sein. Das alles war nicht gelogen, doch ich benutzte es, um aus dem miesen Gefühl herauszukommen. Im Rückblick bin ich sicher, dass sich die eine oder andere Mama damals nicht besonders toll dabei fühlte und ihrerseits runtergerutscht ist.

Als mir das in der Beraterausbildung bewusst wurde, lernte ich, diese Minen auszugraben, zu entschärfen und beiseite zu legen.
Wie ich das gemacht habe?

Als erstes sah ich mir an, woher es kam, dass ich an dieser Stelle so klein von mir dachte. Ich bin als Jüngste geboren, habe mich für Realschule entschieden und nie ernsthaft über ein Studium nachgedacht. Unausgesprochen war klar, als Frau bringt Studieren nichts. Du bist ja dann sowieso zu Hause, und Karriere mit Kindern geht nicht.

Nach und nach verabschiedete ich mich von dieser Haltung. Ich wollte es anders denken. Ich wollte offener und neugieriger sein. Ich habe mich von diesem Frauenbild gelöst und mir überlegt, wie ich es denn leben will.

Dann habe ich mir klargemacht, dass mein Wert nicht daran hängt, was ich tue. Ob ich nun Vollzeitmama, Tagesmutter, ehrenamtliche Mitarbeiterin oder Karrierefrau bin, mein Wert ist und bleibt gleich. Das war ein innerer Prozess, die Mine aus meinem Feld zu räumen. Wenn ich meinen Wert nicht mehr von meinem Beruf abhängig mache, dann ist die Mine entschärft und kann nicht mehr hochgehen, wenn jemand drauf tritt.

Bis ich mich bei solch einem Treffen nicht mehr im Keller fühlte, dauerte es etwas. Mir hat geholfen, mich vorher zu wappnen: „Achtung Angela, hier musst du aufpassen. Atme tief durch, stell dich gerade hin und bleib auf Augenhöhe, bleibe in der Gemeinschaft. Keiner wertet dich hier ab. Tue es auch selbst nicht!"

Dadurch konnte ich meinen Selbstwert stärken und bewusst auf Augenhöhe bleiben. Ich war in den Gesprächen wachsam und habe eine Zeit lang immer wieder reflektiert und hinterfragt: „Angela, wozu erzählst du das gerade ...?" Steckt da vielleicht dein Minderwertigkeitsgefühl dahinter oder ist es ein entspannter Austausch unter Eltern? Ich habe auch versucht, mehr Fragen zu stellen, mich für die Berufe und das Arbeitsleben der anderen Eltern zu interessieren. Ich wollte Neues hören und meinen Horizont erweitern.

An solchen Kränkungspunkten musst du selbst arbeiten. Das sind Verletzungen aus der Vergangenheit, die noch nicht verarbeitet sind. Aussagen und Verhaltensweisen, die dir zum Problem wurden. Unerfüllte Träume zum Beispiel, Beschämungen oder Mangelerfahrungen, die tief vergraben sind. An den Stellen glaubst du, nicht wertvoll zu sein und deine falschen Glaubenssätze und Lebenslügen hauen voll rein. Doch das kannst du auflösen, du kannst diese Verletzungen bearbeiten und nach und nach heilen.

Allerdings muss ich dir noch eine Sache sagen: Es ist nicht so, dass du irgendwann gar keine Kränkungspunkte mehr erleben wirst.
Doch, wenn du gelernt hast, richtig damit umzugehen, indem du achtsam und beruhigend mit dir selbst bist, kannst du auch zukünftige Kränkungen und Minderwertminen besser händeln.
Heute kann ich meinen Wert wieder richten, ohne überzukompensieren oder andere runterzuziehen.

Eine einfache Übung hilft dir, deinen Kränkungspunkten auf die Spur zu kommen.

Nimm Stift und Papier und beantworte schriftlich:

1. In welcher Situation hast du dich als Kind minderwertig gefühlt? Wo hast du dich geschämt, traurig oder allein gefühlt? In welchem Moment wurdest du bestraft oder bloßgestellt?
Bsp. In der Schule wurde ich von meinem Lehrer für meine schlechte Note ausgeschimpft.

2. Überlege dir: Wie hast du dich dann selbst gesehen? Wie war dein Wert, den du dir gegeben hast?
Bsp. Ich habe mich als Nichtsnutz gefühlt.

3. Wie hast du den anderen gesehen? Wer war er für dich? Welchen Wert hast du ihm zugeschrieben?
Bsp. Der Lehrer war wie ein blöder Bestimmer für mich.

Das Kränkungsmuster in dem Beispiel könnte ungefähr so aussehen: Wenn ich ausgeschimpft werde, sehe ich mich als Nichtsnutz und den anderen sehe ich als blöden Bestimmer.

Je öfter wir solche Situationen erleben und je näher uns die Menschen stehen, desto stärker festigen sich diese Muster in uns, und die Gefahr, in den Minderwert zu rutschen, ist groß. Die Muster werden zu Minen in unseren Herzen, die explodieren, sobald sie jemand berührt.

Solche Minen können heute die damalige Verletzung wieder neu aufleben lassen. Beispielsweise überall dort, wo du andere als Bestimmer erlebst. Deine Seele vermutet oder unterstellt sofort: „Die wollen mich beschimpfen." Das führt dazu, dass du dich von vornherein als Nichtsnutz siehst und in die Begegnung mit dem Gedanken gehst „die sind blöd".
Dein Selbstwert ist im Keller und deine Haltung stellt dich aufs Podest und schickt die anderen ebenfalls in den Keller.

Das Verrückte ist allerdings, dass dein festgelegtes Muster oft gar nicht mehr der heutigen Realität entspricht.

Aus Situationen, in denen du früher von anderen abgelehnt wurdest, werden Situationen, in denen du dich heute selbst ablehnst.

Aus Ablehnung von außen wird Selbstablehnung.
Und genau darin liegt eine Chance. Du kannst dich (wieder) selbst annehmen. Du kannst dein Selbstbild verändern.
Dein Selbstbild ist nicht abhängig von dem Bild, was andere über dich haben.
Das Besondere ist, dass sich sogar das Bild, was andere von dir haben, verbessert, je mehr Wert du dir selbst gibst.

Eine aufopfernde Mama zum Beispiel, die alles für ihre Familienmitglieder tut, die sich immer hinten anstellt, sich selbst kaum Wert gibt und sich als Fußabtreter zur Verfügung stellt, wird irgendwann auch von ihrer Familie so behandelt. Sie gibt das letzte Stück immer ab, sie wäscht ihre Sachen, nachdem alle anderen ihre Lieblingsklamotten gefaltet und gebügelt im Schrank haben, und sie ist die Letzte, die fertig ist, wenn's zum Ausflug losgeht.

Irgendwann wird sie gar nicht mehr gefragt, ob sie auch etwas von dem letzten Stück will oder auch mal gern früher fertig wäre. Alle denken: Sie will das ja so. Sie selbst zeigt ihren Wert, sie zeigt, wo sie steht. Nämlich ganz hinten.

Und dann kommt irgendwann der Tag, an dem sie furchtbar verletzt ist: Und das ist jetzt der Dank? Dafür habe ich mich aufgeopfert? Das kann doch nicht wahr sein!
Sie ist enttäuscht und fühlt sich respektlos behandelt.

Sobald sie anfängt, sich selbst mehr Wert zu geben, sich die gleiche Aufmerksamkeit und Fürsorge zu geben, wie sie es bei den anderen tut, wird auch ihre Familie sie neu wertschätzen. Denn sie geht aus dem Keller heraus auf Augenhöhe.

Wenn du das kennst, weißt du auch, wie schnell man sich dann egoistisch fühlt. Du hast das Gefühl, dich über die anderen zu stellen und nur noch an dich selbst zu denken.

Ich bin in Mathe kein Genie, doch diese einfache Rechnung bekomme ich zusammen:

» 10-mal fragst du die anderen, was sie zu Mittag essen wollen, und einmal fragst du, was du selbst gern essen willst?
» 5-mal sagst du „Ja", wenn dein Chef dich bittet, einzuspringen. Und einmal sagst du „Nein".
» 5 Jahre organisierst du das Kuchenbuffet und 1 Jahr setzt du aus.

Dieses eine Mal, bei dem du deinen Wünschen und Bedürfnissen nachgehst, kann sich schlecht anfühlen. Du hast das Gefühl, dein Gegenüber zu verletzen oder zu übergehen. Du glaubst, du hast kein Recht dazu. Doch mathematisch bist du noch nicht mal im Gleichgewicht.
Die Angst, überheblich oder arrogant dazustehen, ist auch eine Treppe in den Keller. „Jetzt bleib mal auf dem Boden", „Sei nicht so eingebildet", „Stell dich nicht so in den Mittelpunkt" oder „Bescheidenheit ist eine Zierde" sind Sätze, die dich geprägt haben. Sie tragen wichtige Werte in sich, aber leider schmälern sie auch oft den Wert der Person und führen zu Anpassung und Minderwertigkeitsgefühlen. Du beginnst, dich klein zu reden: „Ich will ja nicht angeben", „Ach, das ist doch nichts Besonderes", „Das kann ja jeder" und „Der andere braucht

das jetzt mehr als ich". Leider verlieren wir dadurch das kindliche und natürliche Überzeugtsein: „Ich bin gut.", „Ich kann was.", „Es ist wichtig, dass es mich gibt."

Wenn du beginnst, dich auf Augenhöhe zu setzen und dir den gleichen Wert wie allen anderen zu geben, fühlt sich das erst mal verkehrt an. Doch mache dir bewusst: Du warst vorher nicht gleichwertig unterwegs.
Deshalb gleichst du das jetzt an. Denn DU bist genauso wertvoll und wichtig wie alle anderen!
Wenn du dich mit anderen gleichwertig siehst, werdet ihr euch auf Augenhöhe begegnen können.

Selbstannahme bedeutet, dir selbst Wert zu geben. Wert, weil du BIST. Wert für dein Sein.

> Innere Heilung heißt, deinen Wert wieder zu erkennen und zu spüren.

Innere Heilung findet da statt, wo du mit anderen im kuscheligen warmen Wohnzimmer das Leben teilst. All das, was euch beschäftigt und umtreibt. Heil und hell wird's nicht, wenn du im Keller bleibst und dich verkriechst, nur, weil du glaubst, dass du es nicht verdient hast, dort oben zu sein.
Einen guten Selbstwert erkennst du daran, dass du weißt, wer du bist, was du kannst und was nicht. Es heißt nicht, perfekt zu sein und keine Mängel oder Kränkungspunkte zu haben.
Es heißt: dich zu kennen, anzunehmen und dann auch zu lieben. Mit allem, was zu dir gehört.

KAPITEL 3:

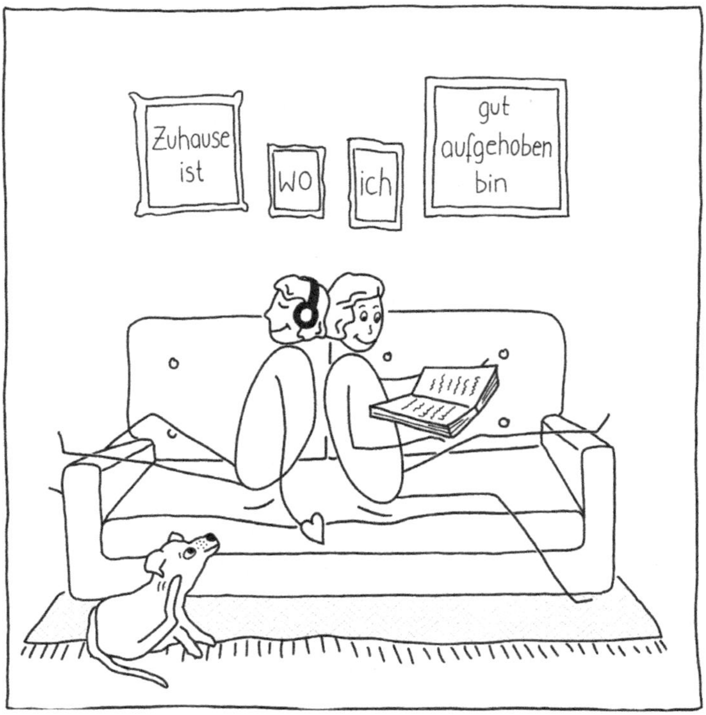

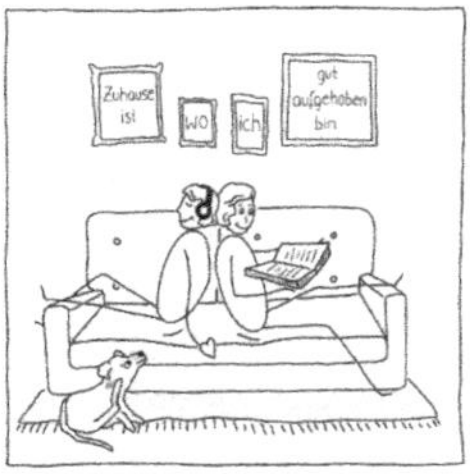

WAS DER BACHELOR SUCHT –

Ideen, wie dein Zuhause zum Wohlfühlort wird

Herrlich, diese warmen Strahlen auf meinem Gesicht. Zur Mittagspause verlasse ich mein Büro. Die Sonne strahlt mich an. Schlendernd gehe ich durch die Fußgängerzone. Ich bin eine von vielen. Neben mir läuft eine Mama mit Kind. „Wir gehen jetzt nach Hause", nimmt sie ihr Kind mit in ihre Pläne. *Wie wird wohl ihr Zuhause aussehen?* Ich stelle mir vor, wie die beiden ankommen, sich Jacke und Schuhe ausziehen und in ihrer Küche etwas trinken. Da höre ich einen Mann am Handy sagen: „Ne, das geht nicht. Ich bin grad nicht zu Hause."

Um was wird es wohl gehen? Bekommt er Besuch, will jemand etwas abholen oder soll er vielleicht den Herd ausstellen?, geht es mir durch den Kopf.
Ich setze mich auf die freie Bank und packe mein Brot aus. Hungrig will ich in meine Stulle beißen, als sich eine Omi neben mich setzt. Sie spricht mich an: „Besuchen Sie Weimar oder sind Sie hier zuhause?"
Ich halte kurz inne und denke: *Zuhause, das habe ich auf dem kurzen Weg hierher mehrfach gehört. Zuhause, was heißt das eigentlich? Bin ich hier zu Hause? Eine gute Frage. Woran erkenne ich, dass es ein Zuhause für mich ist? Diese Stadt? Oder unser Haus? Zuhause? Tja.* Ich überlege, was ich

antworten will und spüre, dass diese Begegnung etwas in mir berührt. Am Ende des Kapitels erfährst du, was ich der Omi geantwortet habe. Doch vorher mag ich das Thema „Zuhause" einmal genauer mit dir anschauen.

Seit dieser Mittagspause bin ich sensibilisiert für das Wort „Zuhause". Ich habe angefangen, genauer hinzuhören. Eine Zeit lang beobachtete ich bewusst, wie Menschen mit dem Begriff umgehen und war wirklich überrascht.

Wir alle sprechen so oft von „zu Hause". In unserem Alltag benutzen und hören wir dieses Wort sehr häufig. Meist nebenbei, während wir etwas anderes erzählen:

„Zu Hause habe ich auch so eine Lampe."
„Zuhause muss ich noch etwas arbeiten."
„Zu Hause sieht's wild aus."
„Ich freue mich auf etwas Ruhe am Wochenende zu Hause."
Wir haben alle ein Zuhause.
Einen Ort, an dem wir wohnen. Es bietet uns Schutz und Sicherheit. Wir brauchen es und es ist existenziell. Dort verbringen wir viele Stunden.

Welches Gefühl und Empfinden hast du momentan, wenn du an dein Zuhause denkst?
Welchen Impuls nimmst du als Erstes wahr?
Was empfindest du, wenn du deine Tür öffnest und in dein Zuhause eintrittst?

Auf Instagram habe ich meine Community gefragt, was sie mit dem Wort ZUHAUSE verbinden. Was ihre ersten Assoziationen, Gefühle und Worte sind, die ihnen einfallen. Hier sind alle Antworten in einer Wortwolke dargestellt. Je größer das Wort, desto häufiger wurde es genannt. Vielen Dank an alle, die diese Wortwolke miterschaffen haben.

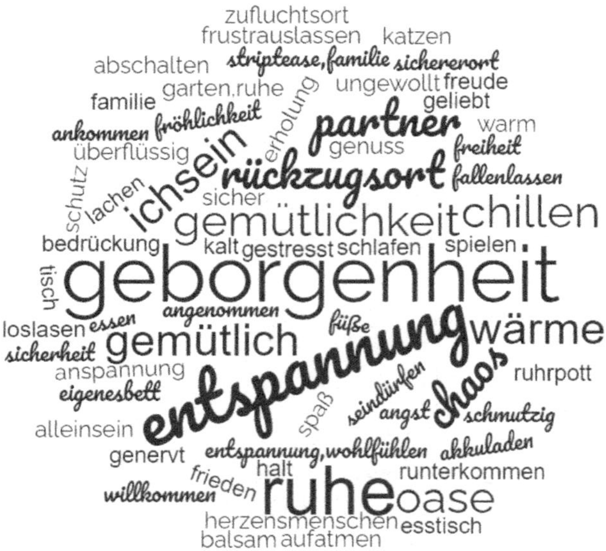

Egal, wie Menschen leben, wie alt sie sind, welche Berufe sie ausüben, ob sie allein, als Paar, in einer Familie oder in einer WG wohnen, sie alle sagen das Gleiche: „Ich wünsche mir ein Zuhause, wo ich sein kann, wie ich bin."

Bei meiner Recherche (wenn man das so nennen kann) fand ich heraus, dass Menschen, die glücklich sind und glückliche Beziehungen leben, auch ein Zuhause haben, in dem sie sich wohlfühlen. Wo sie angekommen sind. Wo alles, was sie lieben, einen Platz und Raum hat. Wo die Seele auftanken kann.

Sie tun aktiv etwas dafür: Sie gestalten es.

Ein Haus baut man einmal im Leben, ein Zuhause jeden Tag.

Und dann gibt es da diesen Witz:

„Was ist der Unterschied zwischen glücklichen und unglücklichen Paaren? Die einen haben ein trautes Heim, die anderen trauen sich nicht heim ..."

Diesen Witz habe ich mal irgendwo aufgeschnappt. In den meisten Witzen steckt ein Fünkchen Wahrheit .
Diese Seite kenne ich zu Genüge. *Seufz*. Frauen, Männer und Kinder, die sich nicht nach Hause trauen. Die sich zu Hause nicht wohlfühlen. Deren Zuhause ist eben nicht dieser Ort, an dem sie sein können, wie sie sind. In ihren vier Wänden fehlt die Geborgenheit, das Lachen und Lieben.

Wenn ich höre, welche Dramen sich in manchen Häusern und Wohnungen abspielen, macht mich das traurig. Während ich gemütlich am Abend durch die Straßen schlendere und in die beleuchteten Wohnungen schaue, sitzen hinter den Mauern, Türen und Fenstern nicht selten einsame, verletzte, verängstigte und müde Menschen. Menschen, die mal mit dem Wunsch zusammengezogen sind, glücklich zu werden. Menschen, die mal ihre Wohnung gestrichen und eingerichtet haben. Menschen, die sich ein paar Quadratmeter teilen. Menschen, die sich fremd sind, obwohl sie jeden Tag gemeinsam aufstehen.
Wenn du einer dieser Menschen bist, dann lass mich dir Hoffnung geben. Denn ich glaube fest daran, dass es möglich ist, etwas zu verändern. Ich erlebe es in meinen Coachings immer wieder, und wenn es für andere möglich ist, dann auch für dich.
Du hast nur dieses eine Zuhause. Und wenn du magst, lass dich inspirieren, wie dein Zuhause ein Wohlfühlort werden kann. Ein harmonischer Raum, der im Einklang ist mit dir und deinen Liebsten. Ein Ort, der Begegnung und Gemeinschaft ermöglicht und gleichzeitig Rückzugsmöglichkeiten für Erholung bereithält.

Vor ein paar Monaten fragte ich meinen Mann, warum er damals „Ja" zu mir gesagt hat? Seine Antwort: „Bei dir konnte ich zu Hause sein."
Mir ging es damals ähnlich, und vielleicht weißt du auch genau, wovon ich spreche.
Wir hatten damals noch gar keinen Ort, an dem wir gemeinsam wohnten, doch da war dieses Gefühl: Ich kann mich fallen lassen, komme zur Ruhe und weiß, hier gehöre ich hin. In deiner Nähe kann ich auftanken. Da war dieses Vertraute, was uns entspannen ließ.

Kurz nach unserem Gespräch sah ich ein Interview mit dem Bachelor, in dem er sagte: „Ich suche eine Frau, die mir das Gefühl von Zuhause gibt." Wow! Da war es wieder: Auch er sucht dieses Zuhause. Weiter erzählte er, dass er davon träumt, mit seiner Freundin nach Hause zu kommen. Dann stellt er sich vor, wie sie es sich gemütlich machen und glücklich und entspannt zusammen sind. Bisher, so fährt er fort, hat eine Beziehung nie lange genug gehalten und er hofft mithilfe der Sendung endlich, die Richtige zu treffen. Soll ich ihn fragen, ob er mal zu meinem Beziehungsseminar kommen möchte? ;-) Da könnte er entdecken, dass es nicht die eine Richtige braucht, und was er tun kann, damit seine Beziehungen glücklich und erfüllt sind. Auch über die erste Zeit auf Wolke sieben hinaus.

Was ist nun dieses ZUHAUSE?
Die vier Wände?
Die Heimat?
Die Familie?
Zu Hause ist zum einen ein fester Ort mit einer Adresse. Ein Haus, eine Wohnung oder ein Zimmer, wo du zurückkehrst. Hier bist du geschützt und sicher mit einem Dach über dem Kopf.
Doch „Zuhausesein" geht über einen Ort und ein Gebäude hinaus, es ist noch mehr. Ich habe eine Beschreibung gehört, die mir sehr gut gefällt:
„Zuhause ist, wo ich gut aufgehoben bin."
Aufgehoben.
Aufgehoben zu sein, hat auch etwas mit meinem Platz zu tun. Ich weiß, wo ich hingehöre. Ich fühle mich dazugehörig.
Ich habe einen Raum für mich. Äußerlich und innerlich. Ich kann ankommen. Bin angekommen.

Mir gefällt der Begriff „ZUHAUSE BUBBLE" oder „HOME BUBBLE".
Ich stelle mir das vor wie eine große Blase, die wir um uns haben. Das ist der Raum, in dem du völlig frei, sicher und schwerelos schweben kannst. Umgeben von vertrauten Menschen oder auch allein. Dieser Gedanke ist wundervoll, oder? Stell dir vor, dein Zuhause ist so eine

Bubble.
Deine Bubble. Eure Bubble.

Das Zuhause-Gefühl hat verschiedene Facetten. Sie zeigen sich in diesen drei Bereichen: Zu Hause bei mir selbst, in meinen vier Wänden und bei den Menschen, mit denen ich lebe. Das sind die Unterschiede:

Zu Hause bei mir selbst

Angekommen sein bei dir selbst. Mit dir im Reinen sein, dich gut kennen und annehmen können. Es ist ein Zustand von innerem Frieden und mit dir versöhnt sein. Bist du schon bei dir selbst angekommen und fühlst du dich bei dir zu Hause?

Zu Hause in meinen vier Wänden

Wie sieht es mit den äußeren Faktoren deiner Wohnsituation aus? Wie wohl fühlst du dich mit dem Gebäude, der Lage, den Räumen, der Einrichtung, dem zur Verfügung stehenden Platz, dem Garten. Entspricht und passt das zu deiner Lebensphase? Was wünschst du dir anders?

Zu Hause bei den Menschen, mit denen ich lebe

Wie ist es mit den Menschen, mit denen du zusammenlebst? Die du jeden Tag siehst? Dazu gehören auch Menschen aus der Nachbarschaft, dem Wohngebiet und der Stadt, deine Verwandten und Freunde. Wie stellst du dir euer Miteinander vor und wo möchtest du es verändern?
Ich werde für jeden dieser drei Bereiche mit dir eine kleine Bestandsaufnahme machen. Schauen mal, wo du stehst und was bereits vorhanden ist.
Eine Bestandsaufnahme kann dir Klarheit bringen, wie es gerade aussieht. Ganz ehrlich und mitten in den Alltag hinein. Lass uns eine Room-Tour unternehmen. Oh, ich liebe Room-Touren.
Lass uns herausfinden, was gut ist, so wie es ist, und was du anders haben willst. Was passt und was passt eben nicht, oder nicht mehr?
Dann findest du in der jeweiligen Bestandsaufnahme Ideen und Überlegungen, was du umgestalten kannst. Am Ende gibt es immer eine Aktion für dich. Etwas zum direkt umsetzen. Denn schließlich willst

du ja Ergebnisse sehen und deine Home Bubble verschönern, innen sowie außen.

Wähle dir einen dieser drei Bereiche aus, der dir momentan am wichtigsten ist. Wo klemmt's gerade? Was brauchst du für deine Home Bubble am meisten? Und beginne dort. Du kannst jederzeit in dieses Kapitel zurückkommen und dich einem weiteren Bereich widmen.
Nimm dir eine Tasse Tee oder Kaffee, suche dir einen ruhigen Ort und mache es dir gemütlich. Besonders ist ein gemütliches Café geeignet. So kannst du mit Abstand auf dein Zuhause schauen und hast eine schöne Atmosphäre um dich herum. Denke an Stift und Papier und beantworte die Fragen für dich.

1. **Zuhause bei mir selbst**
   Bleib bei den folgenden Fragen ganz bei dir. Du darfst ganz ehrlich antworten und so tun, als gebe es niemand anderen.
   Es geht um DEINE Sicht und DEIN Erleben von Zuhause. Du brauchst dich jetzt nicht um die anderen zu kümmern oder über sie nachzudenken. Jetzt schaffst du erst mal eine gute Grundlage und wirst dir klar, was dir wichtig ist und was DU für ein gutes Zuhause brauchst.

» Wie zufrieden und glücklich bin ich gerade mit mir selbst?
» Womit bin ich zurzeit richtig zufrieden und froh, dass ich bin, wie ich bin?
» Fühle ich mich in mir zu Hause und was fehlt mir noch dazu?
» Wie gut kann ich mit mir allein sein?

Wenn du zufrieden und im Großen und Ganzen glücklich mit dir selbst bist, fällt es dir leicht, aufs Sofa zu plumpsen, die Beine hochzulegen und einfach mal nichts zu tun. Du entspannst dich schon, während du die Tür zu deiner Wohnung aufschließt. Du hast kein schlechtes Gewissen oder bist gehetzt von dem, was alles noch getan werden sollte. Dein Zuhause gibt dir das Gefühl, nicht perfekt sein zu müssen, auftanken zu können und tief durchzuatmen. Hach,

wie schön ist es, zu Hause zu sein.
Hast du dich schon mal gefragt, was dir zu Hause richtig gut tun würde, damit auch du in dir ankommen und auftanken kannst? Die nächsten Fragen helfen dir, zu überlegen, was das ist.

» Wie viel Zeit möchte ich zuhause sein?
  Wie viel Zeit zu Hause tut mir gut?
» Wieviel Zeit möchte ich ALLEIN zu Hause sein?
» Wie möchte ich am liebsten die Zeit zu Hause verbringen?
» Was brauche ich, damit ich mich zu Hause wohl fühle?

Mach es ganz konkret. Schreibe dir auf, wie viele Stunden in der Woche du gern allein in deiner Wohnung sein würdest. Auch, wenn es unmöglich scheint oder du denkst, das ist nicht umsetzbar, schreib es trotzdem erst mal auf.
Entwerfe mal so einen Idealzustand. Schreibe auf, was du in dieser Zeit tun möchtest. Willst du allein etwas arbeiten, tanzen, schlafen, Wäsche machen, lesen oder bügeln?
Oder möchtest du weniger Zeit allein sein? Willst du mehr Gäste haben? Wünschst du dir einen Mitbewohner und die Einsamkeit ist nichts für dich? Je ehrlicher du zu dir selbst bist, desto klarer wird dir, wo du etwas ändern kannst.

Jetzt habe ich eine tolle Aktion für dich. Nimm den Anfangsbuchstaben von deinem Vornamen und mach ein Date mit dir selbst daraus. Ein paar Ideen gefällig? C wie Café, K wie Kino, M wie Museum oder R wie Rockkonzert. Wenn dir gar nichts einfallen sollte, dann suche dir doch einfach ein Restaurant, dessen Name mit deinem Buchstaben beginnt. Ich wünsche dir viel Spaß mit dir selbst!

2. Zuhause in meinen vier Wänden

Die Atmosphäre im Haus oder der Wohnung wirkt sich auf deine Stimmung aus. Fühlst du dich frei oder bedrückt? Liebst du deine vier Wände? Spürst du Freude, wenn du nach Hause kommst? Unterschwellig beeinflusst das Gefühl, was du mit deinem Zuhause verbindest, deinen Tag, dein Kommen und Gehen. Wohlbefinden und Harmonie gehören zusammen. Das eine kann das andere hervorrufen.

Gehe in Gedanken mal deine Zimmer durch und frage dich:

- Wie zufrieden bin ich mit meiner Wohnsituation (entspricht die Größe der Wohnung/Haus meiner Lebensphase?)?
- Gibt es genug Raum für mich? Habe ich eine Rückzugsmöglichkeit?
- Ist da zu viel leerer Raum? Was tun damit? Wofür steht er?
- Gefällt mir die Einrichtung und der Stil (noch)?
- Was finde ich an der Wohnung genial und will es nicht missen?
- Passt die Ordnung und Sauberkeit für mich? Gibt es Chaos-Ecken?
- Ist es mir zu voll oder zu kahl?
- Gibt es Renovierungsbedarf?

Möglicherweise geht das gar nicht so schnell mit den Antworten. Lass dir Zeit. Beobachte auch gern deinen Alltag.

Ich denke an ein Paar, das mir von ihrem Stress am Familientisch erzählte. Das harmonische Familienessen war immer wieder in Chaos und Streit ausgeartet. Die Nerven lagen blank. Wir analysierten ganz sachlich die gesamte Situation und fanden heraus, dass das Runterfallen von Dingen und das Schubsen auf der Bank ein Dauerthema war. Am Ende kam heraus, dass zwar die Familie um drei Kinder gewachsen ist, der Tisch allerdings noch der gleiche war, den die Eltern sich zu zweit gekauft hatten. Es war einfach viel zu eng. Die Kinder sind zwangsläufig aneinanderstoßen und das Geschirr hatte kaum Platz, sodass es immer bis an den Rand stand.

Die beiden erreichten mit einem größeren Tisch sehr schnell eine Verbesserung ihrer Essensproblematik. Das Essen wurde wieder entspannter und sie machten durch diese Veränderung ihr Zuhause zu einem besseren, passenderen Ort. Sie waren begeistert, als ihnen die Erkenntnis, dass ihr Zuhause auch mitwachsen muss, wie Schuppen von den Augen fiel.

Ebenso kann es andersherum zum Problem werden. Wenn die Kinder alle aus dem Haus sind, aber das Haus noch aussieht als ziehen sie jeden Moment wieder ein. Nicht wenige Eltern werden beim Anblick der leeren Räume traurig und flüchten aus ihrem Zuhause, um nicht mit der Leere konfrontiert zu sein. Sie putzen tote Ecken und leben mit der täglichen Sehnsucht nach dem alten Leben.
Dieses Gefühl habe ich selbst schon kennengelernt. Denn als unsere Kinder auszogen, fühlten wir uns zu zweit einsam und verlassen am Großfamilientisch. Darum stellten wir uns einen Bartisch in die Küche. Dort essen wir manchmal zu zweit.

> Ein stimmiges und harmonisches Zuhause, was zu deiner Lebensphase passt, ist ein großer Faktor für Wohlbefinden und Entspannung.

Stell dir vor, es ist alles möglich. Was würdest du in deinem Zuhause sofort ändern?
Wie würde sich das auf dein Wohlbefinden und Zuhausegefühl auswirken? Träume mal groß. Was wäre dir möglich? Was könntest du dann leben?
Beginne und setze etwas um. Fange mit etwas an, was dir Freude bringt und innerhalb einer Woche umsetzbar ist.
Suche dir eine kleine Ecke. Eine Stelle, die nur dir gehört.
Dein Schreibtisch, Nachttisch, eine Gartenecke, der Badezimmerschrank, ein Regal mit deinen Sachen, die Kaffeeecke, dein Bett, eine Leseecke oder deinen Kleiderschrank.

Mach es dir schön, so wie es DIR gefällt. Vielleicht räumst du auf, kaufst etwas Hübsches, streichst eine Wand oder sorgst für Gemütlichkeit. Wichtig ist, dass du es für DICH tust. Es muss niemandem anderen gefallen, geschweige denn auffallen. Es ist okay, wenn du es nur für dich tust. Verschönere deine Home Bubble und freue dich daran.
Eine kleine Veränderung kann eine große Wirkung haben. Es braucht wirklich nicht viel. Ich habe nach meinem Zuhause-Seminar Fotos

von inspirierten Frauen bekommen, die sich ein Tassenregal gegönnt haben, ihre Fenster geschmückt, nach Jahren einen Schminktisch gekauft, einen kuscheligen Teppich vors Bett gelegt, einen Lesesessel für sich ins Schlafzimmer gestellt, eine neue Rose in den Garten gepflanzt und die Waschmaschinen-Utensilien dekorativ gestaltet haben. Also, es gibt so viele Möglichkeiten.

Was ist deine Idee?

Ich für meinen Teil werde nach diesem Kapitel erst mal zum Baumarkt fahren und eine kleine Dose Farbe kaufen ... Hab' da so 'ne Idee fürs Gäste-WC.

3. Zuhause bei den Menschen, mit denen ich lebe
Vielleicht denkst du direkt an eine Person und willst Tipps, was du mit deinem unordentlichen Mann oder den lauten Kindern machen sollst. Wie du die Hausarbeit besser aufteilen oder den nervigen Nachbarn fernhalten kannst.

Bevor du dich an die Lösungen dieser Probleme machst, hab' ich wieder ein paar Fragen, die Klarheit bringen sollen:

» Wie empfinde ich gerade das Miteinander mit den anderen zu Hause?
» Wer gehört dazu?
» Wer gehört NICHT (mehr) dazu?
» Mit welchen Personen komme ich gut klar und fühle mich frei und ungezwungen?
» Mit welchen Personen habe ich Stress? Oder sie mit mir?
» Wer ist mir zu viel oder strengt mich an?
» Wenn du alleine lebst, frage dich ganz ehrlich, ob dich das glücklich macht oder ob du jemanden vermisst.

Erweitere die Menschen und dein Umfeld gern auf einen größeren Radius:

- Wie wohl fühle ich mich in meinem Wohngebiet?
- Wie geht's mir in der Stadt?
- Wie ist das Verhältnis zu meinen Nachbarn?
- Habe ich alles um mich herum, was ich brauche und liebe? Kann ich meinen Alltag in dem Umfeld gut leben (Dorf, Stadt, Natur, Einkaufsmöglichkeiten, Schule ...)?
- Wie sieht es mit meinem Freundeskreis aus? Fühle ich mich wohl mit ihnen?

Das sind sehr viele Fragen und wahrscheinlich sind es zwei bis drei, die dich direkt angesprochen haben. Wenn es dir um eine bestimmte Person geht, kann es sehr hilfreich sein, mal ins Gespräch zu kommen. Stell doch deinem Kind, deinem Mann, der Schwester oder dem WG-Mitbewohner die Fragen aus dem ersten Bereich. Unterhaltet euch darüber, was ein schönes und entspanntes Zuhause für jeden Einzelnen bedeutet. Wie stellt sich denn der andere seine Home Bubble vor? Seid ehrlich zueinander und besprecht, was ihr füreinander tun könnt, dass jeder sich zu Hause fühlen kann.

Wenn es dir in deiner Nachbarschaft, deiner Wohngegend oder dem Ort nicht gut geht, bedarf es sicher einer grundlegenderen Entscheidung. Hier darfst du mutig sein und da ist die Frage „Was passiert mit mir, wenn ich hier noch 5-10-15 Jahre bin?“ aufschlussreich.

So, und jetzt geht's ans Umsetzen. Du willst in deiner Home Bubble Menschen, mit denen du dich gut verstehst? Dann gehe heute einen Schritt auf jemanden zu. Sprich einen Nachbarn an, mit dem du noch nie gesprochen hast. Mache heute einen Termin für einen Besuch bei dir aus. Frage deinen Mann, deine Kinder, deine Mitbewohner, was sie an eurem Zuhause mögen und was nicht. Gehe mal eine andere Straße, um dein Wohngebiet zu entdecken. Organisiere einen gemeinsamen Filmeabend, ein leckeres Abendessen oder gehe mit einem deiner Liebsten etwas Hübsches für zu Hause shoppen.

Jetzt hast du dir viele Gedanken zu deiner Home Bubble gemacht. Und dir sind einige Sachen eingefallen und bewusst geworden, die du ändern möchtest.
Vielleicht ist dein Wunsch nicht sofort umzusetzen. Vielleicht braucht es mehr als einen neuen Tisch oder eine neue Wandfarbe. Doch, es geht oft mehr, als du denkst. Und wenn es dir wirklich wichtig ist und ein Gewinn für dein Zuhause bedeutet, lohnt es sich, dranzubleiben.

Es ist deine wertvolle Lebenszeit. Und es gibt immer Möglichkeiten. Wenn dir selbst die kreativen Ideen und Lösungen fehlen, deine Wohnung und dein Umfeld zu verschönern, dann suche dir Inspiration und Unterstützung. Hey, es gibt Leute, die leben dafür, es anderen Menschen schöner zu machen.

Lass auch mal die Gedanken an einen Umzug zu. Wenn du wirklich frei bist, wo willst du leben?

Hand aufs Herz, wie viele Stunden deines Lebens verbringst du in deinen vier Wänden? Was geschieht alles hinter deiner Haustür? Wie wäre es, wenn dein Zuhause deine Oase wird? Der Ort, wo der Dreck und die Last der Welt draußen bleiben. Da, wo du nicht den Bauch einziehen und dich an die Etikette halten musst. Du schwebst durch deine Räume und hast ein Gefühl der Freiheit und tiefen Geborgenheit. Du betrittst dein Zuhause mit einem erleichterten „Ich bin wieder in meiner Bubble“-Gefühl.

Und bitte lass dich nicht aufhalten, dein äußeres Zuhause zu gestalten und zu verschönern, auch wenn die Beziehungen nicht so gut sind. Dein Wohlbefinden ist sehr wichtig, mach es bitte nicht von den anderen abhängig. Du bist es wert. Du bist Grund genug. Und das ist ein richtig gutes Signal für deine Mitmenschen. Wenn du beginnst, es für dich schön zu machen und dich auf die Weise zu wertschätzen, kann das auch eine Veränderung in deine Beziehungen bringen. Da, wo du dich wohlfühlst, wirst du relaxter und das überträgt sich auf andere.

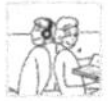

Willst du noch wissen, was ich der Omi auf der Parkbank antwortete? Die Antwort fiel mir leicht: „Ich bin hier zu Hause!"
Ich liebe diese Stadt, ich liebe unser Haus, ich liebe die Menschen, mit denen ich dieses Haus teile und ich bin angekommen.

Für jetzt.
Für heute.
Und bei mir.

KAPITEL 4:

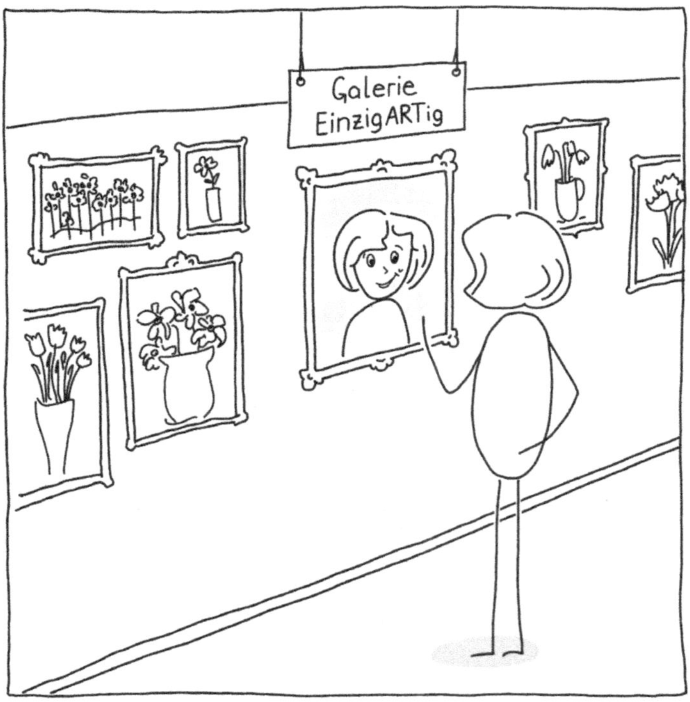

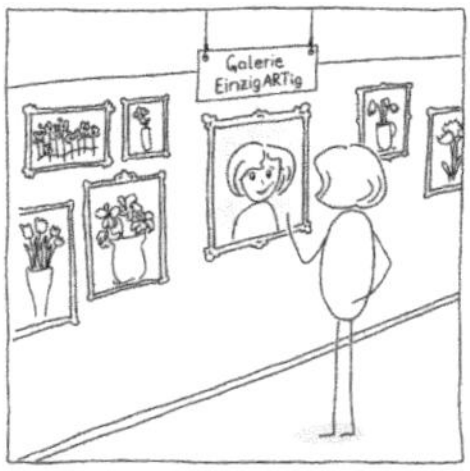

VON ROSEN UND SCHNEEGLÖCKCHEN -

Warum wir durch Vergleiche uns selbst entdecken

Es ist ein sonniger Wintermorgen. Du wirfst dir deine warme Strickjacke über, schlüpfst in deine mit Wolle gefütterten Boots und gehst kurz vor die Tür. Es ist eisig kalt. Du atmest einmal tief ein. Die kalte Luft strömt durch deinen Rachen. Als du ganz langsam wieder ausatmest, bestaunst du die weiße kleine Wolke, die sich vor deinem Mund bildet. Herrlich!
Dein Blick fällt auf die Schneeglöckchen, die stolz im frostigen Beet stehen. Dein Herz hüpft. Wie faszinierend sie sind. Sie blühen im Eis. Sollst du ein paar pflücken und in die Wohnung mitnehmen? Oh ja, auf dem Küchentisch in der kleinen Kristallvase von deiner Oma würden sie wunderschön zur Geltung kommen. Du überlegst nicht lange, wählst dir die längsten aus und knipst sie mit den Fingernägeln ab. *Es wachsen ja noch so viele nach*, denkst du dir.

Kurze Zeit später sitzt du mit deinem Kaffee am Tisch und wärmst deine Hände an der dampfenden Tasse auf. Vor dir die weißen Frühlingsblumen in Omas Erbstück. Du erinnerst dich an diesen Moment vor acht Jahren, als dein Mann dir die langstieligen roten Rosen samt

eleganter Vase zum ersten Hochzeitstag geschenkt hatte. Ein Gedanke blitzt in deinem Kopf auf. Niemals wärst du auf die Idee gekommen, die große 20 cm hohe Vase für diese zarten Blümchen zu verwenden. Die Schneeglöckchen wären in diesem großen, tiefen Gefäß versunken. Für Rosen ja, da ist sie perfekt. Aber die zarten weiß-grünen Schönheiten, nein, die kommen in der zierlichen Vase viel besser zur Geltung. *Wieso?*, denkst du, *komme ich bei mir und anderen auf solche verrückten Ideen? Wieso vergleiche ich mich mit anderen Menschen und denke, ich müsste in ihre Vase passen? Bei Blumen ist es so klar und logisch. Ich vergleiche nicht eine mit der anderen. Geschweige denn, dass ich versuchen würde, sie irgendwie gleich zu machen oder auszutauschen. Ich liebe ja gerade die Vielfalt.*
Wieso versuche ich das mit Menschen? Ist es die Angst, allein zu sein? Ist das Bedürfnis, wie die anderen zu sein, größer als mein Wunsch, ganz ich selbst zu sein? Ist es die Angst, auch verglichen zu werden? Will ich nicht aus der Reihe fallen? Bedeutet Alleinstellungsmerkmal, allein zu sein?

Du betrachtest das Schneeglöckchen und denkst an die Rose. Beide sind Blumen. Sie haben alle Merkmale einer Blume und sie wachsen sogar im gleichen Beet. Und doch sind sie so verschieden.
Einzigartig. Unvergleichbar. Unverwechselbar.
Du bleibst noch eine Weile gedankenversunken an deinem Küchentisch sitzen, nimmst einen Schluck von deinem Kaffee und fühlst dich befreit. Ein Lächeln huscht über dein Gesicht. Du spürst, wie sich deine Stirn entspannt, du fühlst dich leicht. Fast, als hätten diese bescheidenen Blümchen dir heute morgen etwas zurückgegeben: die innere Gewissheit, dass du einzigartig bist.
Dich zu vergleichen, wird dich niemals glücklich machen. Du kannst sein wie diese Schneeglöckchen. Dich annehmen, wie du bist. Selbst – verständlich.

Was war dein erster Gedanke, als du die Kapitelüberschrift gelesen hast? Vielleicht so etwas wie *Oh nein, das mit dem Vergleichen kenne ich so gut.* und dieses eklige Gefühl, was sofort in dir aufsteigt. Du siehst zum Beispiel diese schlanke Frau im Bikini auf Instagram, dieses

wunderschöne Haus in deiner Nachbarstraße oder die ach so intelligenten Kinder deiner Schwester.
Kennst du den Impuls, den Bauch einzuziehen, sobald du in der Runde mit der dünnen Kollegin sitzt, oder schaust du neidisch, weil der Mann deiner Freundin sie mit Blumen überrascht hat?

Irgendwie fühlst du dich leer. *Was hab' ich schon? Wie sehe ich schon aus?* Unzufriedenheit schleicht sich ein. *Ach, wäre ich nur wie ...*
Und genau hier ist der Punkt.

> Vergleichen ist ein ständiges Abgleichen: Wo stehe ich?

In unserer Welt ist es selbstverständlich, dass wir gemessen und verglichen werden. Wenn du Kinder hast, kennst du die U-Untersuchungen beim Kinderarzt. Boah, wie oft saß ich aufgeregt mit meinen Kindern im Wartezimmer und dachte, hoffentlich erfüllen sie alle Kriterien und der Arzt hat nichts zu beanstanden. Hoffentlich ist alles „normal". Natürlich ist es wichtig, zu sehen, wo das Kind steht. Ist es gesund und geht es ihm gut? Doch, was ist normal?

In der Schule geht das fröhlich weiter. Da gibt es den Klassendurchschnitt und den Lehrplan, der genau weiß, was wir wann können müssen.

All diese ständigen Überprüfungen führen dazu, dass wir uns immer wieder mit der „Norm" abgleichen. Wenn du bist wie alle, dann bist du okay. Und so lernen wir, uns immer und überall mit den Menschen um uns herum zu vergleichen.

Während ich mich mit der Psychologin auf Instagram vergleiche, vergleicht sich die Mama aus dem Sportverein meiner Tochter mit mir.
Es passiert täglich. Es ist normal und gehört zu unserem Leben. Wir sind es gewöhnt, und wenn du dich mit diesem Blickwinkel mal beobachtest, wirst du merken, dass Vergleichen – Abgleichen ein ständiger unbewusster Prozess ist. Der an sich betrachtet, normal ist.

Was wir aber aus dem Vergleich herausziehen, das ist entscheidend. Die Bewertungen, die wir hier festlegen, wirken sich darauf aus, wie es uns damit geht.

Ich kann mich darüber ärgern, dass die Schneeglöckchen nur im Winter blühen. Oder ich kann mich an der Vielfalt erfreuen und meinen Garten so gestalten, dass zu jeder Jahreszeit eine andere Blume zur Geltung kommt.

Ob ich mich nach einem Vergleich klein und schlecht fühle, hat mit mir zu tun. Weniger mit dem, womit ich mich vergleiche.

Der andere, oder die Sache, kann überhaupt nichts dafür oder beeinflussen, was IN MIR passiert.

Es ist meine Bewertung, wie ich abschneide. Ob ich versuche, mich in die Vase eines anderen zu quetschen oder ob ich zufrieden in meiner Vase blühe.

Ist es nicht faszinierend, dass du alle Blumen miteinander kombinieren kannst? Ich liebe Accounts auf Instagram mit tollen Blumenbildern. Manchmal sind es nur zwei bis drei Blüten, die zusammen ein Wahnsinnsarrangement ergeben. Oder die üppigen Wiesensträuße, in denen fast jede Farbe vorhanden ist.

Ich will dir gern einen Weg zeigen, wie du mit dem Thema „Vergleichen“ Frieden schließt. Wie du darin die Möglichkeiten und Ergänzungen erkennst, ohne dich dagegen zu wehren.

Es braucht mehrere Etappen.

Der erste Schritt auf dem Weg, frei vom Vergleichsdilemma zu werden, ist, sich deinen ganz persönlichen Verletzungssituationen zu stellen.

Schau mal genauer hin, wann du dich im Vergleich mies fühlst oder schämst?

Nehmen wir das Beispiel Figur. Vielleicht hat deine Oma dich immer in die Wange gekniffen und gesagt: „Ach Mädel, an dir ist richtig was dran!“ Oder ein Junge in der Schule hat mal vor allen gesagt: „Boah, du hast aber 'nen Riesenarsch!“ Das sitzt. Das sitzt bis heute. Du hast dich richtig entwürdigt gefühlt und wärst am liebsten im Boden versunken.

Dein Selbstwert ist bei dem Thema ganz schnell im Keller gewesen.
Du hättest damals ein Gegengewicht gebraucht. Trost, eine Entschuldigung oder eine Bestätigung für deine Seele.
Vermutlich wirst du bis heute immer auf die Bäckchen und die Hintern der Frauen achten. Wenn eine Frau einen noch größeren Hintern hat, geht es dir gut, und Frauen mit ganz schmalen Wangen lassen dich unzufrieden werden.
Aber du bist immer auf der Hut, musst dich permanent vergleichen – abgleichen.
Wogegen du mit deinen Füßen zum Beispiel oder deinen Augen gar keine Probleme hast und es dir völlig schnuppe ist, wer da wie aussieht. Pos und Wangen dagegen sind ein rotes Tuch. Sie ziehen deine Vergleichsaufmerksamkeit (und schon habe ich ein neues Wort kreiert) immer auf dich.
Aus dem miesen Gefühl heraus tust du dumme Dinge. Du isst zum Beispiel eine ganze Tafel Schokolade auf einmal, um dieses unangenehme Gefühl zu unterdrücken. Frisst den Frust in dich hinein und schämst dich am Ende noch mehr.

In Vergleichsmomenten kommt dein beschämtes Herz zum Vorschein.

> Ein beschämtes Herz braucht Trost und Schutz statt Korrektur und Anklage.

Befreie dich von diesen Stimmen und gib dir selbst den Trost, den du gebraucht hättest.
Trost ist eine Form von Selbstberuhigung.
Du kannst dich selbst auch durch summen, berühren, singen, hinlegen, schreiben, wiegen, pfeifen, laufen und liebevollen Selbstgesprächen trösten.

Mit der Zeit werden deine Gefühle heilen und dann werden diese Situationen immer weniger schwierig für dich sein.
Je heiler du bist, desto freier wirst du im Vergleichen.

Der nächste Schritt ist, dir dein Selbstvertrauen zurückzuholen.
Jedes Kind wird mit Selbstvertrauen geboren. Beim Laufen lernen zum Beispiel. Es ist ein langer Weg aus der Wiege auf die eigenen Füße. Zigmal hinfallen, hochziehen, wieder probieren. Immer wieder steht es auf. Läuft weiter. Es glaubt an sich.
Leider verlieren die meisten von uns mit den Jahren immer mehr, genau diese Eigenschaft: an sich zu glauben. Wir misstrauen dem, was wir können und wer wir sind. Wir schauen auf die anderen und beginnen, zu zweifeln.
Kleine Kinder wurden gefragt: „Wer schafft es, auf diesen hohen Baum zu klettern?"
„Ich!"
„Ich!"
„Ich auch!", riefen sie durcheinander.
Später wurden junge Erwachsene das Gleiche gefragt. Kaum einer hatte „Ich!" gerufen und noch weniger haben es überhaupt versucht. Das Krasse ist, dass es die jungen Erwachsenen tatsächlich schaffen würden und es für die Kleinen fast unmöglich war.

Ich zeige dir drei Möglichkeiten, wie du dein Selbstvertrauen zurückgewinnen kannst:

1. Schaffe Klarheit
Mache dir bewusst, wer du bist und wer nicht.

Eine Übung kann dir dabei helfen. Dazu machst du zwei Listen.
Auf die erste Liste schreibst du groß darüber:
DAS BIN ICH! und auf die zweite: DAS BIN ICH NICHT!
Jetzt darf wirklich alles auf die jeweilige Liste, was dir einfällt.
Es gibt kein Richtig oder Falsch. Es wird nichts bewertet oder versteckt.
Es ist okay, was auch immer du aufschreibst.

Sieh dir dann deine Listen an und formuliere jede Sache in einem einfachen Satz. Zum Beispiel:
„Ich bin unpünktlich."

„Ich bin harmoniebedürftig."
„Ich bin still."
„Ich bin nicht spontan."
„Ich bin kreativ."
Spüre in dich hinein. Kannst du diese Sätze so stehen lassen? Kannst du deine Hand auf dein Herz legen und dir selbst zusprechen: „Es ist okay, dass ich ... bin"

Mache diese Übung ruhig öfter. Vielleicht hast du dir bei einigen Dingen so sehr verboten, es zu sein, dass du eine Weile brauchst, bis du diese Worte überhaupt aussprechen kannst. Es fühlt sich noch falsch an. Aber mit der Zeit wirst du es lernen.

> Der Weg zu mehr Selbstvertrauen geht nur über die Annahme von dir selbst – mit allem, was zu dir gehört.

Beginne, dich darüber zu freuen, wer und wie du bist.
Viele wollen genau das, was sie NICHT sind. Doch das macht unglücklich und unzufrieden.
Ein Schneeglöckchen ist weiß. Weil es weiß ist, kann es nicht rot sein. Das ist seine Besonderheit.

2. Werde deine eigene Inspiration

Überlege mal, wo das Vergleichen mit anderen dich inspiriert?
Was schaust du dir voll gerne an. Wobei wirst du motiviert und beflügelt?
WAS genau fällt dir dort auf?
WAS berührt dich am meisten?
WAS passiert in dir? Welche Gedanken spielen sich ab?
WAS motiviert dich?

Vielleicht wird in dir etwas berührt, was noch vergraben ist. Das könnte dir einen Hinweis geben, wo dein Herz hin will. Es zeigt dir, wo es dich hinzieht. Geh diesen Dingen bewusst nach. Schau dir mehr davon an, unterhalte dich darüber und krame alles heraus, was du dazu hast. Gib diesen Dingen Raum in deinem Leben. Und mache sie zu deinem Raum. Ich zum Beispiel schaue super gern Einrichtungsserien, Videos, Reels, Zeitschriften an, rund um das Thema Haus, Garten, Deko usw. Das setzt meine eigene Kreativität frei. Mich inspirieren Menschen, die immer neue Ideen und Möglichkeiten erschaffen. Indem ich mich damit beschäftige, gebe ich diesen Eigenschaften von mir Raum. Ich probiere und entfalte mich darin. Ich schaue, was mir gefällt und passe Ideen so an, dass es in mein Leben und zu meiner Art passt.

So wird die Inspiration von außen immer mehr zu meiner eigenen.
In mir selbst entwickeln sich neue und ganz eigene Ideen. Und diese Ideen machen mich glücklich. Sie machen mich stolz und sie stärken das Vertrauen in mich selbst.

Und weißt du, was noch schöner ist, als inspiriert zu werden?
Selbst eine Inspiration zu sein.

3. Schaue dich an

Das meine ich im wahrsten Sinne des Wortes.

Du wirst dem ähnlich, was du dir ansiehst! Kennst du sicher, diesen Spruch. Aber mal ehrlich. Warum sehen wir uns dann täglich nur andere an? Wie viele Spiegel hast du? Wie viele Bilder von dir hast du aufgestellt?
Du wirst dem ähnlich, was du ansiehst. Ja, deshalb schaue dich an und werde mehr zu dir.
Es gibt viele Möglichkeiten, dich anzusehen.

Hänge dir ein Bild an den Kühlschrank, stecke dir ein Foto ins Portemonnaie, mache es als Hintergrundbild auf dem Handy oder den PC. Deiner Fantasie sind keine Grenzen gesetzt.
Oder nimm deine Stimme auf und höre sie regelmäßig an. Eine liebevolle Sprachnachricht an dich selbst. Oder als Klingelton.
So gewöhnst du dich an dich selbst. Du beginnst, dieses Bild zu mögen.

Willst du sein wie alle, dann schau auf sie. Willst du einzigartig sein, dann schaue dich an.

Wie du siehst, ist Vergleichen erst mal nur ein Auslöser. Ein Auseinandersetzen mit dem, was du siehst. Was danach passiert, kann in vier unterschiedliche Richtungen gehen:

1. Du fühlst dich schlecht. Du rutschst in den Minderwert, wirst unzufrieden und versuchst, dein mieses Gefühl irgendwie loszuwerden. Meistens, indem du etwas Dummes tust. Irgendwas in dich hineinstopfst, irgendwen anschnauzt, shoppen gehst oder dich sonst irgendwie ablenkst von dem miesen Gefühl.

2. Es ist dir völlig egal. Es macht nichts mit dir. Du hörst von den prächtigen Orchideen deiner Mutter oder wie gut das Baby deiner Nachbarin schon durchschläft. Wenn das kein Thema für dich ist oder du Orchideen nicht magst, berührt dich das nicht. Es bleibt eine Information, ein Austausch, doch es löst nichts in dir aus.

3. Du fühlst dich besser. Ja, manchmal gibt Vergleichen dir auch ein gutes Gefühl. Im Vergleich zu anderen geht's dir besser, du fühlst dich stark und siehst, was du gut kannst. Das kann schlicht und einfach Dankbarkeit und Zufriedenheit in dir auslösen.

4. Du wirst inspiriert. Du erweiterst dein Repertoire, bekommst neue Ideen, die dich unterstützen. Du kannst von anderen lernen, dich austauschen, und wirst motiviert, deine Fähigkeiten auszuweiten.

Wenn du merkst, du bist gerade im Vergleichen, bekommst du mit einer einfachen Frage heraus, ob das gerade inspirierend oder eher frustrierend für dich ist:

Macht mich das reicher oder kleiner?

Wenn du diese schlichte Frage ehrlich mit „Es macht mich kleiner" beantwortest, kannst du schnell und easy aus den Vergleichen, die dir nicht gut tun, aussteigen.
Und bei allen anderen nimm den Vergleich als einen Hinweis, eine Inspiration und etwas, von dem du reicher werden kannst.

Wie bei den Schneeglöckchen und den Rosen jede Blume einmalig ist, bist du es auch. Beide Blumen sind wunderschön, obwohl sie sich nicht gleichen.
Und ich glaube, sie haben beide keinen Stress damit.

KAPITEL 5:

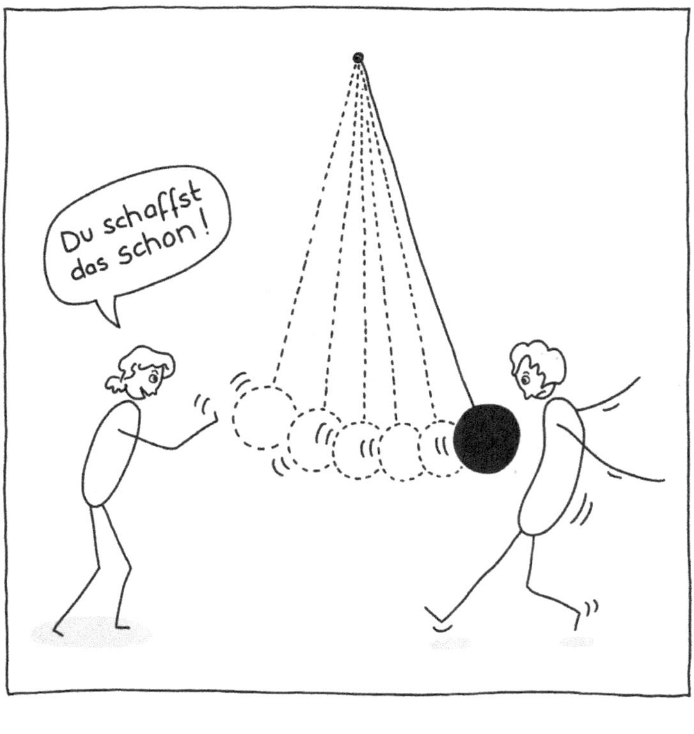

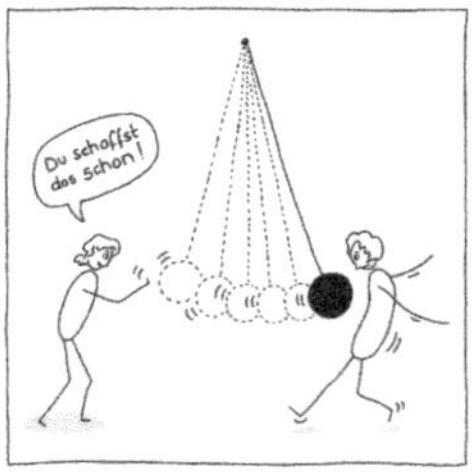

ERMUTIGUNG AUF ABWEGEN –

Warum „Du schaffst das schon!“ nicht immer motiviert

Du stehst kurz vor einer Prüfung. Es ist für dich echt anstrengend und du hast Angst, zu versagen. Alle sagen: „Das schaffst du schon!“ Aber das hilft dir nicht wirklich.

In deinem Haus ist das Chaos ausgebrochen und seit Tagen kommst du nicht in die Gänge. Es ist sooo viel zu tun. Du weißt nicht, wo du anfangen sollst. Die Antwort deiner Freundin lautet: „Komm fang einfach an, das kriegst du locker hin.“ Aber du weißt nicht, wie.

Du organisierst das Kuchenbuffet für die Vereinsfeier zum Jubiläum. Den Aufwand dafür hast du allerdings unterschätzt. Immer noch rennst du den Menschen hinterher, weil nicht genügend Kuchen auf deiner Liste stehen. Deine Mutter sagt dir: „Das schaffst du auf jeden Fall! Du organisierst doch so gern.“ Aber du kannst nicht mehr.

In all diesen Situationen ist es nett gemeint. Deine Liebsten wollen dich ermutigen, dich aufbauen und dir Mut zusprechen. Doch,

wenn wir mal ehrlich sind, ist die Aussage „Du schaffst das schon!" eher eine Aufforderung, oder?
Es hört sich an wie ein Befehl oder eine Erwartung: Du hast das zu schaffen.
Deine Sorge, die anderen zu enttäuschen, wächst. Scheinbar schaffen es alle, nur du hast das Gefühl, du stellst dich an und machst das Problem größer, als es ist.
Das verstärkt den Druck, statt ihn zu mindern. Mehr Druck erzeugt mehr Anspannung, und die Wahrscheinlichkeit, es nicht zu schaffen, wird höher. Was ermutigen soll, entmutigt. Es raubt dir die Motivation. Viele scheinbar „ermutigende" Dinge sind es nicht. In ihnen schwingt die ENTmutigung mit. Wie ein Pendel, das zwischen ER- und ENTmutigung hin und her pendelt. Je doller wir versuchen, den Ball an dem Seil in Richtung ERmutigung zu schwingen, desto doller ist die Rückwärtsbewegung zum Druck und der ENTmutigung.

Lass uns an dieser Stelle mal die Rollen tauschen. Frage dich ganz ehrlich: Warum ermutigst du andere? Glaubst du tatsächlich, dass dein Kind, dein Mann, deine Freundin oder irgendwer anderes etwas schafft, weil du sagst „Du schaffst das schon!"? Natürlich weißt du, dass derjenige das kann und gut darin ist. Aber, wenn wir genau hinschauen, kann es sein, dass du „Das schaffst du schon!" nur als Floskel benutzt? Genau, wie du die Frage „Wie geht's dir?" gebrauchst, um in den Smalltalk einzusteigen.
Ist es nicht vielmehr so, dass es dir schwerfällt, die Verzweiflung des anderen auszuhalten? Eventuell erträgst du es auch nicht, dass der andere von sich selbst enttäuscht sein könnte. Du möchtest nicht, dass die Person „versagt" und traurig ist. Du möchtest sie vor dem Versagen schützen. Schlussendlich läuft das alles darauf hinaus, dass du nicht mit den Folgen umgehen kannst, die es hat, wenn es nicht funktioniert. Dir ist lieber, dass es glattläuft. Du möchtest keine Misserfolge.

ERmutigende Menschen sind oft optimistische Menschen. Positive Menschen, die sich auf das Gute fokussieren. Sie blenden das Negative, das Schlechte, das, was schiefgehen könnte, aus. Versuchen, sich nicht darauf zu konzentrieren. Das ist generell eine sehr gute Eigenschaft. Herzlichen Glückwunsch, wenn du so jemand bist! Dir ist es wichtig, selbst ermutigt durchs Leben zu gehen, und auch, andere immer wieder zu ermutigen. Du bist bemüht, die Augen offenzuhalten, wo du jemanden ermutigen kannst. Wem kannst du ein Kompliment machen, bestärken oder etwas Gutes zusprechen?

Damit du tatsächlich ERmutigst und nicht aus Versehen ENTmutigst, habe ich ein paar Tipps für dich. Wenn du diese beachtest, wirst du ein sehr guter ERmutiger sein.
Es sind ein paar wichtige Informationen, die dir helfen, zu verstehen, wann ERmutigung und wann ENTmutigung entstehen.
Damit du weißt, wie du verhinderst, dass das Pendel der ERmutigung zurückschwingt.
Du wirst ein ERmutigungs-Experte werden und nicht nur andere besser aufbauen und ermutigen können, sondern auch dich selbst.

Die Faustregel:

Es gibt eine ganz einfache Faustregel, die sehr hilfreich ist. Sie lautet:

> ERmutigung entsteht da, wo du Dinge, die du kannst, auch tun darfst. Und ENTmutigung entsteht da, wo du Dinge, die du (noch) nicht kannst, tun musst.

Gleich wirst du verstehen, was damit gemeint ist.

Fangen wir beim ersten Satz der Faustregel an. „Wenn du Dinge, die du tun kannst, auch tun darfst." Ich erkläre es dir anhand eines Beispiels:
Ein Kind, das sich schon allein die Zähne putzen kann, sollte das auch tun dürfen.
Ein Kind, das allein Roller fahren kann, sollte das auch tun dürfen.
Ein Kind, das schon entscheiden kann, was es anziehen will, sollte das auch entscheiden dürfen.

Weil, mit jedem eigenen Schritt und jeder eigenen Entscheidung wird es mutiger. Es wird stärker und spürt: Ich bin groß und kann etwas. Sein Selbstvertrauen in sich und seine Fähigkeiten wachsen. Es spürt: Ich kann mein Leben meistern.

Die Erfahrung „Ich kann das schon alleine. Ich bin schon groß. Ich bin kein Baby mehr!“ ist genau das Gefühl, welches mutig macht. Diese Überzeugung brauchen wir als Grundlage für Mut. Diese Überzeugung wächst allmählich. Mit jeder neuen positiven Möglichkeit, etwas allein zu schaffen, wird das Kind stärker, zuversichtlicher und mutiger.
Wenn das Kind das tun darf, was es kann, fühlt es sich groß, stark und dem Leben gewachsen.

Nun kannst du mal an dich und deine Kindheit denken. Wurdest du in dieser Art ermutigt? Oder wurde dir viel abgenommen? Ich meine hier nicht ausschließlich Verwöhnung, sondern auch das Abnehmen von Entscheidungen. Wurde sehr viel vorgegeben? Gab es viele Regeln, war viel geplant und festgelegt? Dann hast du vielleicht nicht so sehr den Mut, eigene Entscheidungen zu treffen, trainieren können. Möglicherweise hast du dieses stärkende Gefühl „Ich kann das, ich bin groß“ nicht oft erlebt. Obwohl es gut gemeint war und eine gute Absicht dahinter lag, hat es dich gleichzeitig immer wieder entmutigt.

Genauso ist das bei uns Erwachsenen. Wenn es Sachen gibt, die du kannst, aber nicht tun darfst oder es gerade nicht möglich ist, entmutigt dich das. Wenn du zum Beispiel krank bist und nicht für deine Kinder sorgen, an die Arbeit gehen oder dich um dich selbst kümmern kannst, ist das mies. Du fühlst dich mutlos, kraftlos und einfach nutzlos. Stell dir vor, du steckst in einem Beruf fest, gehst jeden Tag dorthin und es ist nicht das, was du gut kannst. Jeden Tag gehst du an den Ort der ENTmutigung. Jeden Tag beraubst du dich eines ERmutigenden Gefühls.

Es tut gut, etwas zu erledigen, zu meistern und selbstständig zu sein, mit dem, was dir liegt und du wirklich gut kannst.

Du willst nicht, dass man dir Dinge abnimmt, die du liebst und gern tust, oder? Wo du auflebst und die Zeit vergisst.
Wir bekommen unheimlich viel Lebensmut, wenn wir tun dürfen, was wir können.

Es ist logisch, dass es anderen genauso geht, wenn du ihnen Dinge abnimmst, die sie selbst tun könnten. Natürlich meinst du es gut und willst helfen. Aber, damit übernimmst du die Verantwortung und ENTmutigst sie. Ja, du nimmst ihnen auch ein Stück ihrer Entscheidungen ab, ihrer Wahl, wie, wann und auf welche Art sie ihre (Lebens-)Aufgaben meistern wollen. Ich weiß, dass es eine krasse Erkenntnis ist.
Ermutigung bedeutet: Du traust es ihnen zu. Du lässt sie in ihrem Tempo ihre eigenen Erfahrungen machen. Du lässt sie selbst gute Entscheidungen treffen.

Ein anderes Beispiel: Stell dir jemanden vor, der ein körperliches Handicap hat. Vielleicht jemand, der nicht so gut laufen kann. Jeder will der Person helfen, sie abholen, irgendwo hinfahren, ihr Sachen besorgen oder für sie einstehen. Das ist lieb gemeint, aber es kann sein, dass es diese Person im Endeffekt entmutigt. Dass bei ihr ankommt: *Ich bin auf andere angewiesen, unfähig und bemitleidenswert.* Sie fühlen sich klein und unbedeutend.

Es gibt Menschen, die kommen allein mit ihrem Handicap richtig gut klar. Sie meistern ihr Leben. Sie sind beruflich erfolgreich, reisen und haben ihr Leben gut im Griff. Doch im privaten Umfeld wird ihnen alles mögliche abgenommen. Das Pendel, das ermutigend und hilfreich sein soll, fegt auf dem Rückweg diesen Menschen oftmals mit Wucht um.

Fakt ist: Wir werden mutig, selbstsicher und stark, indem wir die Dinge selbst und für uns tun, die wir tun können.

Jetzt kommt der zweite Satz der Faustregel. Dieser ist der Umkehrschluss des ersten Satzes. Dort heißt es:

„Entmutigung entsteht da, wo du Dinge, die du nicht oder noch nicht kannst, tun musst."

ENTmutigung meint, Mut wird weniger. Der Mut, zu sich selbst zu stehen. Den eigenen Einschätzungen und Fähigkeiten zu vertrauen. Mut, die Dinge zu schaffen, die ich mir vornehme, und Lösungen zu finden, um das Leben zu bewältigen.

Auch hier gebe ich dir wieder ein Beispiel: Wenn ein Kind noch nicht so weit ist, auf die Toilette oder auf das Töpfchen zu gehen, aber die Eltern wollen, dass es genau das tut. Wenn ein Kind, das noch nicht die Buchstaben ganz gerade schreiben kann, weil es von der Motorik noch nicht so weit ist, dafür bestraft oder beschämt wird, weil es das noch nicht kann. Dann entsteht ENTmutigung. Wenn etwas verlangt wird, was nicht da ist, merkt das Kind: *Oh weia, ich kriege es irgendwie nicht hin, ich schaffe es nicht, ich bin nicht gut genug. Alle denken, ich müsste das schon können.*
So entwickelt das Kind falsche Annahmen über sich selbst und wird entmutigt.
Je entmutigter ein Kind ist, desto weniger kann es lernen. Das gilt genauso für uns Erwachsene. Entmutigung blockiert das Lernen und die (Weiter-)Entwickelung. Deswegen ist es kontraproduktiv, von Menschen Dinge zu erwarten, die sie nicht oder noch nicht können.
Ich zum Beispiel war ein sehr lebhaftes Kind.
Ich war kreativ, quirlig und konnte nur schwer stillsitzen. Es war mir fast nicht möglich, so lange leise und angepasst zu sein. Ich war neugierig, wollte immer etwas entdecken, war kommunikativ und hatte viele Ideen. Ich wollte reden und mit den anderen spielen. Ich erinnere mich an Situationen, da sollten wir Kinder am Tisch ruhig sein, in der Kirche mucksmäuschenstill sitzen und uns am besten nicht bewegen. Oder das stundenlange Ruhigsein in der Schule. Passiv dasitzen und zuhören. Boah, für mich eine echte Strafe und Herausforderung.
Einmal war ich bei meiner Freundin zu Besuch. Dort herrschte auch eine andächtige Stille, als die Erwachsenen sich unterhielten. Wir beide bekamen allerdings so einen Lachanfall, dass wir nicht leise sein

konnten. Ich versuchte, das Lachen zu unterdrücken. Du weißt, dass das nicht funktioniert. Wir wurden ganz ernst angeguckt und ermahnt, uns zu benehmen. Wir kicherten so leise wie möglich. Vor allem durften wir uns nicht angucken, dann war es vorbei.
Dieser eine Besuch hat jetzt keine große Entmutigung in mir ausgelöst, aber es zeigt, wie schwierig es ist, etwas zu unterdrücken, was da ist. Wenn ich allerdings diese Situationen als Kind immer wieder erlebe, werde ich unsicher. Ich frage mich: Bin ich okay? Bin ich in der Lage einzuschätzen, welches Verhalten angemessen ist? Ist meine Art und Weise in Ordnung? Kann ich so sein oder möchten mich die anderen lieber anders haben?

Die gleiche Situation zeige ich dir auch noch mal anhand eines Beispiels von uns Erwachsenen.
Nehmen wir an, jemandem fällt es superschwer, spontan zu sein. Nennen wir die Person „Tim". Tim ist sehr beständig. Er mag es, wenn sein Tag immer gleich abläuft. Routinen geben ihm Sicherheit. Er kann nicht so leicht sagen: „Ach, heute scheint die Sonne, ich fahr an den Strand, statt wie immer im September die Hecke zu schneiden." Aber, wenn er eine Frau hat, die gern spontan ist und das Leben so nimmt wie es kommt, wird sie von ihm erwarten, dass er ihr zuliebe seine Pläne umwirft. Das wird nicht nur für Spannungen in der Beziehung sorgen, sondern Tim auch entmutigen. Er wird immer wieder innerlich in Stress geraten und das Gefühl haben: *Ich bin irgendwie nicht okay, weil ich nicht so schnell umswitchen kann.* Seine Frau wird ihm vielleicht vorwerfen: „Jetzt stell dich nicht so an!", „Sei doch mal ein bisschen flexibel!" und „Du bist immer so verbissen". Das ist wirklich beschämend und verletzend. Was ermutigen soll, die Vorzüge der Spontanität zu entdecken, beleidigt eher.
Diese ENTmutigung führt zu Frustration.

Ein weiteres Beispiel verdeutlicht das sehr gut:
In der Coronazeit waren wir alle teilweise entmutigt. Es gab so vieles, was wir nicht tun konnten, weil es die Umstände nicht zuließen. Wir konnten uns nicht treffen, unserer Arbeit nicht nachgehen und

einiges nicht umsetzen, was uns wichtig war. Ich litt sehr darunter, dass ich keine Feste gestalten, keine Seminare halten und nicht vor Leuten sprechen konnte. Alles Dinge, die mich aufbauen. Wir haben Wege gefunden, mit der Situation umzugehen und viel dazugelernt. Doch es gab für uns alle sehr entmutigende Situationen, die uns frustrierten.
So ähnlich kannst du dir die Frustration vorstellen, wenn jemand etwas nicht selbst tun darf, was er kann, oder eben Dinge erwartet werden, die er zu dem Zeitpunkt nicht kann.

Was genau ist ERmutigung?
Alles, was hilft, damit Mut zunimmt, ist ERmutigung. Alles, was dir die Gewissheit gibt: „Ich kann das bewältigen! Ich kann das schaffen, ich will da durch. Ich will diese Erfahrung machen. Ich bin bereit, etwas zu lernen und zu wachsen."
Vertrauen in dich ist der wirkliche Lebensmut. Er kann immer nur aus dir selbst entstehen. Dieses Wollen und Trauen muss jeder für sich selbst aufbauen. Wir können schlecht die Ermutigung für andere sein. Wenn der Mut nicht in dir ist, kann das niemand von außen in dich hineinbringen.
Natürlich können wir uns bestärken und ein positives Umfeld kann unterstützen, diesen Lebensmut aufzubauen. Doch das tiefe Vertrauen, das dich befähigt, dein Leben zu leben, Neues zu wagen, zu wachsen und zu lernen, entsteht in dir. Es ist nur bedingt möglich, von außen dieses Selbstvertrauen zu pushen. Es hat viel mit dem inneren Wert zu tun und dem Vertrauen zu sich selbst. Dieses Vertrauen entsteht, indem du selbst Erfahrungen machst und erkennst, wozu du fähig bist.

Ich hatte vor zwei Jahren eine Anfrage von einer Psychologiestudentin, die bei mir ein Praktikum machen wollte. Auf der einen Seite freute ich mich total darüber, aber auf der anderen Seite machte es mir Angst.

Mir kamen sofort Gedanken wie:
» Das kann ich doch gar nicht.
» Was soll ich ihr denn beibringen?
» Wird sie überhaupt etwas bei mir lernen?

Wie du schon weißt, waren die Themen Psychologie und Studium für mich meine Minderwertigkeitsminen. Das hat die Sache natürlich verschlimmert.
Als ich davon meinem Mann und unseren Kindern erzählte, haben sie mir gleich zugeredet: „Klar, das schaffst du!", „Mach das doch."
Sie sahen etwas in mir, das ich noch nicht sah und annehmen konnte.
Mein Herz war aufgewühlt. Die Angst, zu versagen, war groß. Irgendwann wurde mir klar: Ob ich es schaffe, kann ich doch noch nicht wissen. Ich hab's noch nie gemacht.
Ob es gut genug ist, was ich ihr mitgeben kann, werde ich so oder so erst im Nachhinein wissen. Diese Unsicherheit ist völlig normal. Ich habe noch keine Erfahrung. Ich muss wissen, ob ich diese Erfahrung machen möchte oder nicht. Es tat gut, dass meine Familie mir das zutraute, doch auch sie konnten nicht wissen, ob und wie ich diese neue Situation bewältige.
Gleichzeitig hatte ich das Gefühl: Wenn ich das jetzt nicht mache, dann wird mich die Angst an anderer Stelle wieder einholen.
Immerhin war ich zu diesem Zeitpunkt schon durch einige Prozesse gegangen. Es gab also bereits Erfahrungen aus anderen Situationen, auf die ich nun zurückgreifen konnte.
Dennoch war es ein Prozess.
Mein Prozess.
Was, wenn ich es ausprobiere und schaue, was geschieht?, fragte ich mich, als wäre ich meine eigene Coaching-Klientin. Die Sache als ein Experiment zu betrachten, hat mir geholfen. Ich entschied: Ich will es einfach ausprobieren. Ich will wissen, ob ich das kann. Ich will wissen, ob ich das schaffe. Und bin gespannt, wie ich es machen werde.
Ich habe zugesagt. Es war etwas Neues, ein Wagnis.
Dann begann ich mich vorzubereiten und überlegte, wie wir das Praktikum gestalten können.
Es war eine tolle Zeit und eine wertvolle Erfahrung. Später bekam ich wieder eine Anfrage. Da wusste ich schon, dass ich das kann und es mir Freude macht.

Diese Freude und dieser Mut, die sind in mir entstanden. Das konnte mir keiner von außen geben. Ich nutze meine bis dahin erworbenen Fähigkeiten und Erfahrungen, um den nächsten Schritt mutig zu gehen. Deswegen ist es so wichtig, dass du vor allem auf deinen Lebensmut achtest und nicht nur auf den Zuspruch der anderen wartest.

Selbstermutigung

Was kannst du also machen, wenn du innerlich keinen Mut hast und alle versuchen, dir Mut zuzusprechen? Du aber das Gefühl hast, diesen Mut nicht aufzubringen.

1. In so einer Situation versuche mal, alle anderen auszublenden und bei dir zu bleiben.

2. Frage dich: Wo fehlt mir gerade der Mut? Was entmutigt mich genau? Wo bin ich unsicher und sehe mich klein?

3. Überlege dir, was dir Mut macht. Bei was bist du aufgebaut, stark und ermutigt? Wo hast du bereits ähnliche Erfahrungen gemacht, auf die du zurückgreifen kannst?

4. Frage dich: Was könnten die anderen in dir sehen, was du gerade nicht siehst?

Beantworte diese Fragen schriftlich. Im Anschluss erstellst du eine Ermutigungsliste. Die wird dir dabei helfen, deine Mutreserven zu entdecken. Dinge, die dir wieder das gute Gefühl geben: „Ich bin stark und kann alles schaffen, was ich will."

Folgende Dinge kann deine Ermutigungsliste beinhalten:
» Deine Stärken (sie sind der größte Booster für Mut)
» Alles, was du gut kannst
» Alles, wo dir das Wachsen leicht fällt und das Ausprobieren

» Überall da, wo du deine Werte und die Dinge, die dir wichtig sind, leben kannst
» Alles, wobei du die Zeit vergisst
» Womit du dich in deiner Freizeit gern beschäftigst
» Alles, was du auch tust, ohne dass du dafür Geld bekommst oder Beschäftigungen, für die du Geld ausgibst

Aufgaben und Orte, wo du deine Stärken leben kannst, sind Quellorte für dich. Dort bekommst du Kraft. Und Kraft bringt Mut. Kraft bringt Vertrauen und das stärkt deinen Mut. Deine Stärken sind immer mit guten Gefühlen verbunden. Wenn du tust und lebst, was du am besten kannst, entwickelt sich automatisch ein gutes Gefühl, und dieses Gefühl brauchst du dringend, um deinen Mut aufzubauen. Es gibt dir Power und du kannst dich endlich vorwärts bewegen.

> Um ermutigt zu sein, ist es so wichtig, dass du tust, was du gut kannst.

Jetzt weißt du, wie du dich selbst ermutigen kannst. Schauen wir, wie du anderen hilfst, mutiger an sich zu glauben.

Ermutiger für andere sein

Am besten ermutigst du, indem du Sicherheit gibst. Sorge dafür, dass der andere weiß: Ich bin ok. Egal, ob ich etwas weiß, etwas kann oder hinbekomme.
Dein Gegenüber muss wissen und spüren, dass es für dich in Ordnung ist, wenn er etwas nicht schafft.
Ich erinnere mich noch daran, wie unsere kleinen Kinder manchmal Heimweh bekamen, wenn sie bei Freunden oder Oma und Opa übernachteten. Mir war es total wichtig, ihnen beim nächtlichen Abholen nicht das Gefühl zu geben, dass sie versagt haben. Ich sagte sowas wie: „Hey, das ist ok. Sicher hattest du einen schönen Abend mit deiner Freundin und es gibt noch so viele Nächte, wo du es wieder probieren kannst."

Das gibt Sicherheit.
Sein zu dürfen mit dem, was man kann und hat. Wenn ich davon ausgehen kann, dass ich geliebt werde, angenommen und wertgeschätzt bin, dann schöpfe ich neuen Mut.
Mein Scheitern oder mein Erfolg wirken sich nicht auf die Beziehung aus. Egal, was passiert. Egal, ob ich die Prüfung schaffe oder nicht. Egal, ob mein Haus ordentlich ist oder im Chaos versinkt. Egal, ob ich die Kuchen für das Buffet organisiere oder nicht, ich bin ok.

Bevor du jemandem sagst: „Das schaffst du schon!", „Das kriegst du hin!", sag doch einfach: "Hey, egal, wie es ausgeht, ich bin für dich da!" oder „Was immer auch passiert, ich werde dich immer noch mögen."
„Probier's doch einfach mal aus, danach weißt du, ob du es kannst oder nicht, dann wirst du wissen, ob es zu dir passt oder nicht."
Du darfst den Weg offen lassen. Zum Beispiel, indem du sagst: „Das ist ganz schön viel grade bei dir. Ich sehe, dass es dich anstrengt und du nicht weißt, ob du das schaffst. Du wirst herausfinden, ob es deins ist. Du wirst deinen Weg finden, die Aufgaben zu bewältigen."
Das ist wirklich ERmutigend. Das stärkt und schenkt Freiraum, Dinge auszuprobieren. Die wertvollste Erfahrung ist, selbst zu merken: Ich kann meinen Weg gehen, ich kann mein Tempo finden. Ich bin dem Leben und den Herausforderungen gewachsen, und wenn ich scheitere, dann versuche ich es einfach noch einmal.
So entsteht nicht nur Mut, sondern auch Lust. Lust auf den eigenen Weg.

Deine Hauptaufgabe ist es, dich selbst zu ermutigen. Wenn du mutig vorangehst, inspiriert das die Menschen in deinem Umfeld, auch mutiger zu werden.

ENTmutigung und ERmutigung schwingen wie ein Pendel hin und her. Den Mut wollen wir anstoßen und treffen doch am Ende die ENTmutigung.
Unbewusst lösen wir die Angst vor Blamage und Scheitern aus. Diese Angst hält uns auf. Gäbe es diese Angst nicht, wären wir mutiger, richtig? Wenn du wüsstest, dass du dich nicht blamieren kannst, würdest du

dann mehr ausprobieren? Wenn du keine Angst hättest, würdest du dich dann trauen, den nächsten großen Schritt zu gehen? Wie viel mehr Erfahrungen könntest du sammeln, um zu erkennen, was du kannst?
Du hast das Recht, Neues zu entdecken, dein Selbstvertrauen zu stärken und dir mehr zuzutrauen.
Hast du Lust, ein ermutigter ERmutiger zu sein? Dann schaffe eine Atmosphäre, in der es erlaubt ist, zu SEIN. Denn:

Angst geht, wenn Sicherheit kommt.
Wenn Sicherheit da ist, entsteht Mut.

KAPITEL 6:

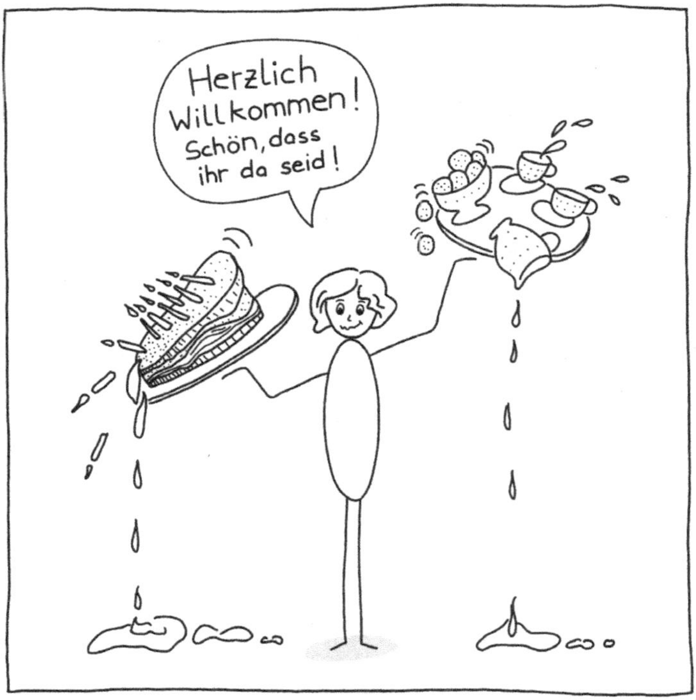

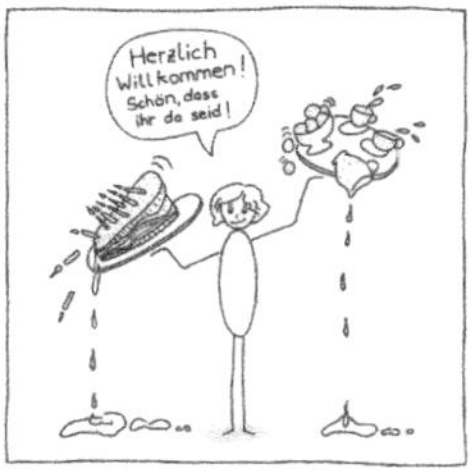

BRITTA SCHMINKT SICH(S) AB –

Warum es perfekt ist, Fehler zu lieben

Hier kommt ein kleiner Test für dich. Beantworte mir folgende Frage:
Was würdest du sagen, sind deine größten Schwächen?

Na, was ist dir eingefallen? Bist du in deinen Augen zu sensibel? Zu schwach? Zu gutgläubig? Zu undiszipliniert? Redest du zu viel oder bist du zu konfliktscheu? Bist du zu direkt oder zu laut? Zu angepasst oder zu kompliziert? Zu unordentlich oder perfektionistisch?

Ich bin mir ziemlich sicher, dass dir gleich eine Reihe an Eigenschaften eingefallen sind. Ohne, dass ich diese Frage stelle, erzählen mir Klienten meist schon zu Beginn, wo sie überall nicht gut sind. Was sie nicht können oder worüber sie sich ärgern. „Ich weiß, das ist nicht gut, aber ich bin immer so …"

Jetzt kommt meine zweite Frage:
Was würdest du sagen, sind deine größten Stärken?

Ups … Hast du einen Kloß im Hals? Musst du erst mal überlegen?

Fragst du dich, ob das nicht etwas eingebildet wirkt, deine – wie aus der Pistole geschossen – Top-Stärken rauszuhauen?

So geht es vielen. Wir sind sehr gut im Fehler und Schwächen erkennen. Aber bei den Stärken und Fähigkeiten tun wir uns echt schwer.

Ist das nicht bescheuert? Es fällt uns leichter, über unsere Schwächen und Mängel zu sprechen, als über unsere Stärken und guten Seiten?

Wo kommt das her? Schauen wir uns mal Britta an.

Die kleine Britta hatte alles andere als eine ordentliche Heftführung. Ihre Hefte waren voll von Klecksen und Eselsohren. Und das war ein Problem! Was konnte die Lehrerin schon von so einer Arbeit erwarten, wo Sätze krakelig durchgestrichen und die Seiten eingeknickt waren?

Kannst du dich noch an deine Schulzeit erinnern, wenn du eine Arbeit oder einen Test zurückbekamst? Mit zittrigen Händen und pochendem Herzen hast du bis zur letzten Seite geblättert. Da stand deine Fehlerzahl, rot auf weiß, wie viel du falsch gemacht hast.

Und worin bestand dann deine Hausaufgabe? Genau, die Fehler zu verbessern. Weg mit den Fehlern! Das Wort „Verbesserung“, fett unterstrichen, zierte als Überschrift diese Hausaufgabe. Darunter musstest du alles neu und richtig schreiben, diesmal hoffentlich fehlerfrei.

Der Fokus lag auf dem Korrigieren.

Was du richtig gemacht hast, interessierte niemanden.

Zum ersten Mal hast du dir die Schuhe gebunden, den Tisch gedeckt, ein Bild gemalt, dein Fahrrad repariert oder deinen Ranzen gepackt, und gleich kam die liebevolle Stimme: „Komm, ich zeige dir, wie man es richtig macht.“

Das war gut gemeint. Es sollte dir helfen, gleich alles richtig zu lernen und dich vor Fehlern zu bewahren.

Doch, warum eigentlich? Was ist so schlimm an Fehlern? Wieso müssen wir vor ihnen gewarnt und geschützt werden? Warum sollen sie sofort aufgedeckt und vermieden werden?

Ich glaube, für Kinder ist es gar kein Problem, Fehler zu machen. Es existiert noch nicht mal diese Kategorie. Es ist ein Ausprobieren und

Versuchen. Hinfallen, daneben greifen oder runterfallen. Alle Prozesse sind einfach ein Zustand. Etwas, das passiert. Frei von Bewertung. Erst die Erwachsenen sorgen dafür, dass diese Situationen in die Box-Kategorie mit der Aufschrift „F E H L E R" kommen.
Aus der Natürlichkeit von Ursache und Wirkung wird ein Drama.
Und plötzlich wirst du als Kind ernst angeschaut, verbessert und im schlimmsten Fall beschimpft und bloßgestellt.
Es kommt zu einem Schammoment. Diese Momente sind verletzend. Sie machen dich klein und führen dazu, dass du dich ungenügend, unfähig und unsicher fühlst.
Manchmal hast du sogar Ablehnung erlebt. Vielleicht wurdest du von etwas ausgeschlossen, in die Ecke gestellt oder mit Schweigen bestraft. Na, kommen dir Erinnerungen in den Sinn? Vielleicht hast du das auch immer irgendwie abgetan und entschuldigt. „Das war halt so."
Ja, das war so! Und es hat etwas mit dir gemacht. Mit euch allen. Denn diese Momente machen etwas mit eurer Beziehung zueinander, dem Vertrauen und dem Respekt, den ihr füreinander habt.
Was nämlich passiert: Du fängst an, diese Situationen zu vermeiden, und tust alles, um Fehlern aus dem Weg zu gehen. Du schämst dich und zweifelst an dir. Deshalb strengst du dich mehr an, in die Vermeidung zu gehen, als deine Kraft darauf zu verwenden, Neues auszuprobieren. Deine Seele will die Scham und Schuld eines Fehlers nicht wieder erleben. Sie will sich schützen. Und das ist gut!
Es ist erstaunlich, zu welchen Anpassungsleistungen deine Seele in der Lage ist, wenn es darum geht, Fehler zu vermeiden.
Aber mit Schutz deiner Seele baust du auch eine Mauer zu den Menschen um dich herum auf und verhinderst, dass ihr euch näher kommt.

Britta, mit der unordentlichen Heftführung, ist nun erwachsen. Wie wirken sich ihre Erfahrungen aus der Vergangenheit auf sie heute aus?
Seit Tagen spürte Britta dieses flaue Gefühl im Bauch. Nur noch vier Wochen bis zum 65. Geburtstag ihrer Mutter.
„Ihr habt den meisten Platz", war die Ansage ihres Vaters am Handy gewesen. „Du weißt doch, Mutti hat nicht mehr so die Kraft wie früher", hatte er noch zugefügt.

„Na klar, mache ich doch gern", säuselte Britta zurück, was hätte sie auch sonst sagen sollen?
Dachte aber bei sich: *Ich bin doch nicht euer einziges Kind, was ist mit Stefan? Er könnte auch mal was machen. Und Kraft hin oder her ... Ich habe auch nicht unendlich davon."*
Wie immer schluckte sie ihren Groll herunter, holte tief Luft und lächelte gequält. *Ich werde Papa zeigen, dass ich es schaffe. Er mag es nicht, wenn ich aufgebe. Aufgeben ist was für Schwächlinge. Immer wieder hat er uns angespornt, dass wir unser Bestes geben und dann schaffen wir das. Ich krieg das schon hin.*
„Irgendwie ist mir übel", Britta fasste sich instinktiv an den Bauch. Ihr fiel ein, dass sie heute noch nichts gegessen hatte. Sie schaute auf die Uhr: kurz vor zwölf.
Mama hatte immer so viel für sie getan, so viel aufgegeben und zurückgesteckt, damit sie glücklich aufwachsen konnte. Wie sie das damals wohl alles geschafft hat? Jetzt war es an der Zeit, etwas zurückzugeben. Das war doch das Mindeste, was sie tun konnte. Britta setzte sich mit Papier und Stift an den Küchentisch, schnappte sich im Vorbeigehen eine Banane und begann mit der Planung.

Tischdeko, Einladungen, Hausputz, Geschenk besorgen, Rezepte raussuchen ..., die Liste wurde immer länger. Nebenbei begann sie, die Einkaufsliste zu schreiben, damit sie bloß nichts vergaß. Sie hatte sich angewöhnt, für alles eine Liste zu schreiben. Auf verpasste Termine, enttäuschte Gesichter und Rechtfertigungen hatte sie keine Lust. Andere zu enttäuschen, war für Britta das Schlimmste. Erst recht nicht ihre Eltern. Bei denen war immer alles perfekt. Sie vergaßen niemals einen Termin. Ihre Wohnung sah immer aus wie geleckt. Puh, Britta hatte es als Kind so oft gehört: „Britta, das geht noch besser, gib alles!"
Die Cappuccino-Torte! Das ist es. Britta freute sich über ihre geniale Idee. Mamas Lieblingstorte, die mit dem knusprigen Boden. *Ich muss unbedingt das richtige Mischungsverhältnis von Zucker, Sahne und Espresso hinbekommen, sonst wird's nur halb so lecker. Und ich werde sie zweistöckig machen, mit Kerzen drauf, zum Auspusten. Mama wird stolz auf mich sein.* Britta spürte ein Kribbeln im Bauch, sie freute sich auf den

Moment, wo alle ihr Kunstwerk bestaunen würden. Die Banane ruhte noch unangetastet neben ihr.

Drei Wochen lang tat, machte und organisierte Britta alles für den Geburtstag, obwohl sie ständig einen Druck in der Magengegend wahrnahm. Vielleicht hatte sie eine Lebensmittelunverträglichkeit entwickelt? Gekonnt ignorierte sie den Schmerz. Schließlich organisiert sich ein Geburtstag nicht von alleine. Am liebsten würde sie mal ein paar Tage ausspannen und sich beim Arzt durchchecken lassen. Doch das konnte bis nach der Feier warten. *Ich schaff' das schon*, trieb sie sich weiter an. Vor ihrem inneren Auge sah sie, wie Papa sie strahlend anschauen und stolz sagen würde: „Nur mein Mädchen schafft so etwas."
Müde schlug sie die Notizseiten auf und checkte ihre To-do-Liste. Mit einem tiefen Seufzer hakte sie die ersten Punkte ab. „Stefan morgens anrufen", schrieb sie noch dazu, damit er nicht wieder zu spät kam. Sie fühlte die Wut in sich aufsteigen. Immer das gleiche: *Macht nichts und kommt dann auch noch zu spät.*
Diesmal sollte wirklich alles passen. Sie nahm sich vor, an alles zu denken. Papa durfte nichts zu meckern haben, damit seine Miesmacherei nicht wieder die Stimmung verdarb.

„Morgen um diese Zeit sind schon alle Gäste da", wurde ihr ein paar Tage später bewusst. Sie stand an der Kasse und freute sich, dass sie die speziellen Mokkabohnen für die Torte gefunden hatte. *Mama wird begeistert sein. Vielleicht gibt ihr dieser schöne Tag wieder etwas Kraft. Dann hat sich die ganze Mühe gelohnt.*
Ihr Bauch meldete sich mit einem heftigen Stechen, sodass sie kaum Luft bekam. Die Kassiererin warf ihr einen besorgten Blick zu. „Alles gut, ich muss mich nur ein wenig hinlegen", beruhigte Britta sie. Das hätte sie tatsächlich gern getan, aber wer putzte dann die Fenster, buk die beiden Tortenböden und wischte die Extra-Stühle aus dem Keller ab? Deshalb packte sie schnell den Einkauf ein und fuhr nach Hause.
Nach einer unruhigen Nacht wachte Britta auf. Sie drehte sich auf die andere Seite, als ihr siedend heiß einfiel, dass sie nichts für Emily hatte. Die Nichte mit der Laktoseintoleranz. Wie konnte sie das nur

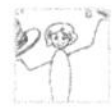

vergessen? Leise stieg sie aus dem Bett, um ihren Mann nicht zu wecken. In der Küche schrieb sie dick auf den Einkaufszettel: Emily!!!

Am nächsten Morgen ließ sie das Frühstück wieder ausfallen. Britta hatte eh keinen Appetit.
Torte machen, Getränke kaltstellen, Musikbox aufladen, Tisch decken … Sie schickte Thomas, ihren Mann, zum Supermarkt. Er war genervt von diesem ganzen Theater. Aber er nahm die Liste und verließ das Haus. Wahrscheinlich auch, um ihrer Hektik zu entfliehen.
Während Britta die Sahne schlug, bemerkte sie, dass sie die Torte noch nie für sich gebacken hatte, obwohl es ebenfalls eine ihrer Lieblingskuchen war.
Innerlich schwur sie sich, dass dieses Mal nichts schiefgehen würde. Fix verteilte sie die kleinen Sträußchen auf dem Tisch und band den glitzernden Ballon mit der 65 an die Lampe.
Britta schwitzte, die Idee mit den zwei Böden war wirklich gut. Grinsend setzte sie die Kaffeebohnen oben auf die Sahnetupfen. Die Torte war ein Meisterwerk.
Nun noch die Küche aufräumen, durchsaugen, wischen und die Bäder auf Hochglanz polieren. Alles war so, wie sie es sich vorgestellt hatte. Es war ihr mal wieder gelungen, sich selbst zu übertrumpfen. Das perfekte Fest! Brittas Blick fiel auf die Uhr: Mist, schon zehn vor drei. Sie schrie ins Treppenhaus „Beeilt euch, gleich kommen die Gäste!“ und raste die Treppe hoch. Alles war fertig, sie selbst jedoch nicht. Im Bad schmiss sie ihre verschwitzen Klamotten in den Wäschesack, machte eine Katzenwäsche und schlüpfte in ihr weinrotes Kleid. Schnell noch den Lippenstift nachziehen, Mascara auftragen, Deo unter die Arme und einen Spritzer Parfum in die Haare. Da klingelte es auch schon an der Tür.

Papa begrüßte sie als Erster: „Mensch Britta, euer Vorgarten sieht ja immer noch so wüst aus!“ Britta erstarrte. Geht's noch? Am liebsten hätte sie laut geschrien. So eine Frechheit. Wie sehr sie diese belehrenden Kommentare hasste. Aber was sollte sie machen, es war Mamas Geburtstag, sie wird freundlich bleiben und ihre Wut runterschlucken.
5 Minuten, 10 Minuten, 15 Minuten. Da klingelt es endlich und der

gnädige Herr Stefan hatte es auch geschafft. Britta musste sich wirklich zusammenreißen, um nicht selbst einen abfälligen Kommentar loszulassen.
„Lasst uns anfangen!", rief Brittas Vater. „Der Kaffee steht ja schon eine Ewigkeit auf dem Tisch und wird kalt." Britta schreckte auf, am liebsten hätte sie gesagt: „Wäre Stefan nicht wieder zu spät gekommen, wäre der Kaffee auch nicht kalt." Doch sie schwieg, schenkte allen ein und verteilte die Tortenstücke. Erleichtert sah sie, wie sich alle genüsslich die Torte schmecken ließen. *Es wird Zeit, dass ich mal was in den Bauch kriege. Jetzt ist es, glaube ich, der Hunger, von dem mir schlecht ist …*
Sie wollte gerade mit der Gabel in ihr Tortenstück stechen, da meinte ihr Vater: „Na Brittalein, wann willst du denn mal wieder zum Friseur? Oder soll dein Kopf bald aussehen wie euer Vorgarten?"
Stefan fing schallend an zu lachen.

Britta ließ die Kuchengabel auf den Teller sinken. In ihr fiel etwas zusammen. Wow, was für ein Schlag in die Magengrube. Ihr Bauch krampfte sich zusammen. Ihre Unterlippe bebt. Das war der berühmte Tropfen … Am liebsten hätte sie geschrien: „Ich reiß mir hier den Arsch auf, stresse mich, hab' kaum geschlafen, bin mit meiner Kraft am Ende, und das ist der Dank? Kannst du es nicht mal gut sein lassen?! Ich will doch nur einmal hören, dass ich es gut gemacht habe. Ihr könnt mich mal alle. Ich kann es euch doch eh nicht recht machen."
Aber nicht eines dieser Worte kam ihr über die Lippen.
Britta war erschöpft. Wütend. Einsam in der Menschengruppe. Sie entschuldigte sich und ging die Treppe hinauf. Jede Stufe fühlte sich schwer an. Seufzend schloss sie die Tür im Bad hinter sich und stellte sich vor den Spiegel. Die Hände auf das Waschbecken gestützt, konnte sie ihre Gefühle nicht mehr unterdrücken. Tränen schossen ihr in die Augen. Es brach alles aus ihr heraus. Sie schluchzte, sie würgte, musste fast erbrechen.
„Ich will das nicht mehr", heulte sie. „Ich kann nicht mehr." Schniefend rieb sie sich mit dem Handrücken die Tränen von den Wangen. *Was ist los mit mir? Was stimmt nicht mit mir? Warum tue ich das?* Britta richtete sich auf und betrachtete ihr Spiegelbild. Sie sah aus wie ein Panda. Die

Haut war ganz blass, die Augen schwarz verschmiert. *So weit bin ich also gekommen mit meinem besser, besser, besser! Das ist doch Schwachsinn!*
Sie wischte sich mit dem Wattepad und Make-up-Entferner die schwarzen Schlieren unter den Augen weg. *Wie komme ich da raus? Warum mache ich mich so fertig? Was will ich eigentlich? Immer geht es um die anderen. Thomas hat recht: Ich mache ein riesiges Theater. Bis ich nicht mehr kann. Nur, um vom Papa mal ein ‚Toll gemacht' zu hören?*
Was ist, wenn das nie kommt? Wenn ich vergeblich drauf warte?
Britta schaute die schwarzen Wattepads an. *Schluss damit*, murmelte sie vor sich hin und atmete langsam tief ein.
Beim Ausatmen tauchte ein Funke auf. Hoffnung. Hoffnung, dass es anders werden könnte. Dass sie anders werden könnte. Sie strich sich beruhigend über den Bauch. Augenblicklich schien sich dieser zu entspannen.
So funktioniert das nicht!, erklärte sie ihrem Spiegelbild. *Das ist doch 'ne Illusion, wenn ich nur alles richtig mache, alles schaffe und keine Fehler zulasse, werde ich geliebt wie ich bin. Das schaffe ich doch nie! Was soll dieser ganze Krampf?* Britta trat auf das Fußpedal des Mülleimers und mit dem schwarzen Wattepad fiel auch ihr angestauter Frust mit hinein. Der Deckel schloss sich und auch in ihr schloss sich etwas.
Sie spritzte sich etwas kaltes Wasser ins Gesicht. Das tat gut. Britta schaute sich noch eine Weile an, bevor sie sich abtrocknete. Die Schminke war ab, aber das war ihr egal. Sie fühlte sich entspannter. Irgendwie befreit. *Das bleibt jetzt so*, beschloss sie mutig. *Ich klatsch da nicht gleich wieder Schminke drauf*, murmelte sie leise vor sich hin.

Zurück am Kaffeetisch, machte sich Britta über ihr Tortenstück her. „Was war denn los?", fragte ihre Mutter. „Ganz ehrlich, Mama? Ich fand Papas Kommentar ziemlich daneben." „Ach, das meint er doch nicht böse, das weißt du doch." Papa grinste rüber und murmelte zu Stefan: „Deine Schwester war schon immer empfindlich."
Britta dachte an die schwarzen Wattepads und sagte wortlos zu sich selbst: *Ich brauche eure Anerkennung nicht mehr! Ich bin okay, wie ich bin.* Trotzig nahm sie die Gabel und stach auf das Tortenstück ein, bis der harte Boden in kleine Stücke zerbrach. Dann zerquetschte sie die

Creme und matschte alles zu einem Brei. Die Familie starrte sie mit offenen Mündern an. „Schmeckt doch genauso gut, egal, ob perfekt oder nicht!“, schmatzte sie mit vollem Mund. Thomas schaute verdutzt. Dann nahm er seine Gabel und zerquetschte sein Stück ebenfalls. Britta musste lachen, und auch Thomas lachte. Ob er ahnte, dass Britta dieses Theater nicht wiederholen wollte?

Ihre Eltern schüttelten die Köpfe und aßen, ohne ein weiteres Wort, ihr perfektes Stück Torte.

„Es war wieder schön bei euch“, sagte Brittas Mutter, als sie sich an der Tür verabschiedeten.

„Ja, das glaub' ich dir“, antwortete Britta, und zum ersten Mal fiel ihr der erschöpfte Blick auf. *Sie hat wirklich nicht mehr diese Kraft, für die ich sie immer bewundert habe,* denkt sie. *Ist das die Folge von ihrem ganzen schaffen, schaffen, schaffen ...?* In diesem Moment wurde Brittas Entschluss, etwas zu verändern, noch stärker.

Als sie sich von ihrem Vater verabschiedete, grinste sie und fügte noch hinzu: „Ach ja, wenn dir unser Vorgarten nicht gefällt, dann komm doch mal vorbei und tob dich aus.“

„Das schaffst du schon. Denk immer daran: Aufgeben ist etwas für Schwächlinge.“ Papa klopfte ihr auf die Schulter und stieg ins Auto.

„Weißt du was?“, flüsterte Thomas Britta zu, während beide dem davon fahrenden Auto hinterher winkten. „Ich rufe morgen einen Gärtner an.“

Auch, wenn Britta eine erfundene Figur für dieses Buch ist, so erlebe ich in meiner Arbeit immer wieder Frauen mit ähnlichen Verhaltensmustern. Erkennst du einen Teil von Britta in dir wieder?

Wir wollen Fehler ausmerzen und geben ihnen so viel Bedeutung, indem wir uns permanent mit ihnen beschäftigen.

Oft sind wir mehr damit beschäftigt, zu überlegen, was wir alles nicht tun und sagen dürfen, anstatt mit dem, was gut wäre. Wir schrammen am Ziel vorbei.

Manchmal braucht es einen Wendepunkt.

Und dieser kommt erst, wenn du verstehst, dass deine Angst vor Fehlern nur Krampf, Konflikte und Stress bringen. Es schafft keine

Leichtigkeit, Harmonie und Nähe. Dein ständiges Bemühen, alles richtig zu machen, beschert dir genau das Gegenteil von dem, was du eigentlich erreichen willst.
Du verlierst dich selbst und die Harmonie.

Vielleicht denkst du: Ich müsste nur selbstbewusster sein, dann könnte ich auch zu meinen Fehlern souverän stehen.
Dieser Teufelskreis wird nur durchbrochen, wenn du beginnst, deine Einstellung zu Fehlern zu verändern. Ich glaube, es ist – zumindest zum Teil – auch andersherum: Du beginnst, zu Fehlern, Unvermögen und Grenzen zu stehen und dadurch wächst dein Selbstwert, dein Selbstbewusstsein.
Eigentlich liegt dahinter die Angst, nicht okay zu sein. Nicht geliebt zu werden, nicht gelobt und bestätigt zu sein. Genau darin steckt der Schlüssel für dein Leben. Je mehr du dich selbst bestätigst und wertschätzt, desto weniger bist du von der Reaktion deiner Mitmenschen abhängig. Als Kind war das anders. Du brauchtest die Erwachsenen zum Überleben. Und du hast zu ihnen aufgeschaut. Du bist abhängig gewesen von ihrer „Gunst“ und ihrem Urteil. Heute bist du erwachsen und darfst selbst entscheiden, wie du mit dir umgehst oder umgehen lässt.
Hier habe ich für dich eine kleine Übung, oder nennen wir es Experiment. Dein Unterbewusstsein hat gelernt, dass Fehler etwas Schlechtes sind. Dann wirst du beschimpft und abgewertet. Dieses miese Gefühl zu versagen, nicht gut genug zu sein oder abgelehnt zu werden, kommt sofort, sobald etwas passiert, was du (oder andere) in die Fehlerbox stecken.
Jetzt heißt es, deinem Gefühl zu helfen, sich wieder zu verändern. Das kannst du unterstützen, indem du (Achtung, nicht erschrecken!) extra Fehler machst:

- » Backe einen Kuchen und nimm ein Ei weniger als im Rezept.
- » Parke dein Auto und „vergesse“, es abzuschließen.
- » Rufe jemanden einen Tag nach seinem Geburtstag an.
- » Komme mal fünf Minuten später zu einem Termin.

Der Effekt funktioniert nämlich auch andersherum. Dein Gehirn lernt: Ah, es passiert nichts Dramatisches. Der Kuchen schmeckt trotzdem.

Dein Auto wurde nicht gestohlen. Das Geburtstagskind freut sich über deinen Anruf.
Und der Mensch, bei dem du später gekommen bist, reagiert total verständnisvoll.
Diese positiven Erfahrungen brauchst du unbedingt. Dann wirst du immer mutiger und entspannter.
Das kannst du dir nicht vorstellen? Probiere es aus und beobachte dich selbst dabei. Was macht das Experiment mit dir? Wie fühlst du dich vorher, mittendrin und nachher?

Gegen Angst vor Fehlern kannst du aktiv etwas unternehmen. Entscheide dich, etwas auszuprobieren, statt es richtig machen zu wollen, dann fühlt sich das Ganze nicht wie ein Versagen an.
Du wagst zum Beispiel, zu einer Sache „Nein“ zu sagen. Teste aus, was passieren wird. Dabei gibt es kein „richtig“ und „falsch“. Sind das Fehler?
Oder ist das vielmehr der Rahmen und die Möglichkeiten, die wir zurzeit zur Verfügung haben?

Wenn ich in etwas gut bin, bedeutet das auch, dass ich es an der entgegengesetzten Stelle nicht bin.
Ich erlebe einen Widerspruch. Wenn das, was ich nicht kann und nicht bin, in die Fehlerbox kommt, entsteht das Gefühl, falsch zu sein.
Ich beginne, mich schuldig zu fühlen, dass ich so bin wie ich bin.
Ich habe Angst, andere zu enttäuschen und traurig zu machen.
Ich glaube, ich muss anders werden.
Ich beginne, mich zu rechtfertigen.
Irgendwann rede ich mir selbst ein: *Ich sollte eigentlich nicht so wechselhaft sein., Ich müsste gründlicher nachdenken.*
Der Druck, der dadurch entsteht, hemmt mich. Und er führt dazu, dass ich noch mehr Fehler mache.
Nämlich den Fehler, keine Fehler machen zu wollen. Das Streben nach Vollkommenheit.
Dadurch verhindere ich, dass ich meine wahre Größe lebe. Dass ich gebe und lebe, was ich habe. Ich verpasse so viele gute Momente

Erfolgsmomente.
Glücksmomente.
Nähemomente.

Weißt du, du wirst nicht kleiner wenn,

- du mal eine Entscheidung bereust,
- dir etwas misslingt,
- du umkehrst,
- du dich blamierst,
- andere etwas anders erwartet haben,
- du mehr Anläufe brauchst,
- du erst mal allein mit deiner Entscheidung bist.

Das alles macht dich stärker, es lässt dich wachsen, und diese Erfahrungen geben dir Freiheit. Die Freiheit, keine Angst mehr vor einem Fehler haben zu müssen.
Gib Fehlern eine Chance. Sie bringen dich weiter. Sie ermöglichen dir, zu lernen und Neues zu entdecken.
Versuche es mal mit folgenden neuen Sätzen:

„Ich lerne und sammle neue Erfahrungen."
„Ich will Erfahrungen machen und erlaube mir Fehler."
„Ich gebe mir Zeit, es noch mal zu probieren."
„Ich werde nicht kleiner, wenn ein Versuch misslingt."
„Ich bin großzügig, was Fehler angeht."
„Ich liebe meine Unvollkommenheiten, wie alles andere an mir."

Und irgendwann kannst du auf die Frage „Was ist deine Stärke?" antworten: „Fehler zulassen, das kann ich gut."

Die Angst vor Fehlern kostet viel Kraft. Es ist erschöpfend. Es bedeutet permanente Wachsamkeit. Es nimmt dir deine Leichtigkeit und Naivität, die so gut tut.
Dich selbst fertig zu machen, dich zu beschimpfen und dich zu verurteilen, ist ein Kreislauf, der dir nicht guttut. Dein Selbstwert sinkt. Du

wirst unsicher. Daraus entstehen noch mehr Fehler. So bestätigst du dir selbst immer wieder deine Schwäche.
Deshalb, hab' Mut, eine neue Stärke zu entwickeln. Mach' es wie Britta und wisch dir die Schlieren aus dem Gesicht. Du kannst mit erhobenem Haupt Fehler willkommen heißen. Denn, du bist gut so, wie du bist – und am schönsten bist du unverkrampft.

KAPITEL 7:

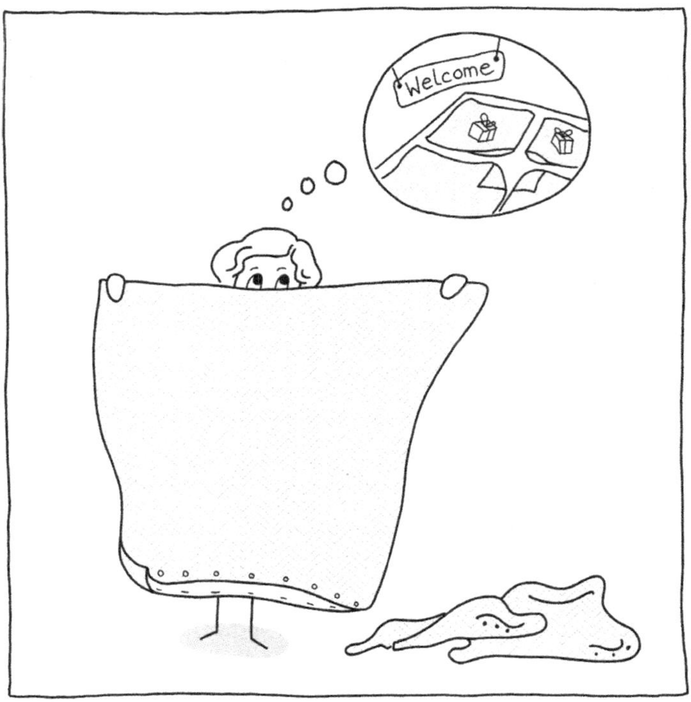

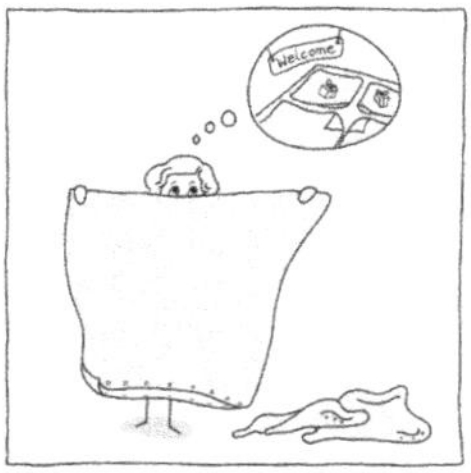

NICHT SCHON WIEDER BETTEN BEZIEHEN –

Wie klare Entscheidungen dich und andere glücklich machen

Stopp!
Es war so viel los. Ein Kommen und Gehen. Unsere Gästebetten blieben nicht kalt. Nächtelanges Reden, ständiges Einkaufen, Kochen, Absprechen ...
Ich liebe Besuch. Ich mag es sehr, Gäste zu bewirten, sie zu verwöhnen, und zu sehen, dass sie sich pudelwohl fühlen.
Doch ich merkte, dass es mich langsam anstrengte. Ich ertappte mich immer öfter dabei, dass ich seufzte, weil ich keine Lust mehr auf lange Einkaufszettel und Bettenbeziehen hatte. Mein Maß war voll.
Ich wollte mich auf den Besuch freuen, wollte alles schön machen und mir Zeit nehmen. Doch es war anstrengend geworden. Puh, ich eilte durch die Läden, schwitze beim Bettenmachen, legte gehetzt die Handtücher bereit. So mochte ich das nicht. Ich ärgerte mich über mich selbst und erkannte: Ich brauche eine Pause vom Gastgeben. Wenn ich so weitermache, verliere ich endgültig meine Freude am Gastgeben.

Bei jeder Anfrage, und sei es nur ein „kurzer" Besuch am Nachmittag, hielt ich die Luft an. Ich war gereizt und erschöpft. Überlegte jedes Mal: zusagen oder absagen? Kurz überschlagen und abwägen, was das bedeutet. Passt es noch oder nicht? Ich spürte immer mehr Widerstand in mir. Und das ärgerte mich, weil ich so gern ein offenes Haus habe. Ich mag es, wenn unsere Freunde und Familie sich bei uns breitmachen und sich wie zu Hause fühlen. Ich liebe es, wenn sie sich über meine kleinen Aufmerksamkeiten freuen, wir stundenlang am Tisch sitzen und gemeinsam in der Küche stehen.
Und genau das sollte auch so bleiben.
Deswegen traf ich eine Entscheidung.
Einen Monat keinen Besuch bei uns.
Keine Gäste.
Keine Treffen in unserem Haus.
Die Family war einverstanden und so war es eine beschlossene Sache.
Anfangs war das sehr seltsam für mich. Weil es natürlich bedeutete, „Nein" zu sagen, andere Wege zu suchen und manche Dinge dann auch ganz wegzulassen.
So „radikal" hatte ich das noch nie gemacht.
Diese klare Regel half mir aber, meine Grenze zu wahren und meine Bedürfnisse zu schützen. Ich musste nicht bei jeder Anfrage überlegen, abwägen und entscheiden. Die Kommunikation in der Familie entspannte sich, weil ich nicht ständig absprechen musste, wer mit dem Besuch einverstanden ist. Es war eine Erleichterung, mit der ich gar nicht gerechnet habe. Es tat so gut, sich mal nicht zu kümmern.

Meine Entscheidung stand, es fiel mir leicht, freundlich und ohne Zeitverzug zu sagen: „Das ist eine schöne Idee, doch diesen Monat geht es bei uns nicht."
Ich hatte nicht das Gefühl, mich rechtfertigen zu müssen oder fadenscheinige Ausreden zu finden.
Plötzlich kamen viele Möglichkeiten und Alternativen, die wir überhaupt nicht auf dem Schirm hatten. Einige Termine verschoben wir auf den nächsten Monat, ich traf mich für kleine Besprechungen im Café statt bei uns zu Hause oder ließ mich in das Zuhause der anderen

einladen, sodass ich auch mal Gast sein konnte. Ich bin sehr dankbar, dass ich diese Entscheidung getroffen habe. Durch sie bekam ich einen Monat voller Klarheit, weil ich nicht mehr hin- und hergerissen war.

Mein Monat ohne Besuch lehrte mich einiges über Entscheidungen und schenkte mir eine heilsame Erkenntnis:

Eine große Entscheidung macht viele kleine Entscheidungen überflüssig.

Es ist für mich wie Einkaufen ohne Einkaufszettel. Bei jedem Regal, jedem Gang und jedem Aufsteller muss ich überlegen. *Haben wir davon noch was zu Hause? Was könnten wir kochen? Reicht mein Geld?* Ziemlich anstrengend für meinen Kopf.
Gehe ich hingegen mit einem Zettel einkaufen, dann geht's im Laden echt flott. Denn ich habe bereits entschieden, was wir brauchen und es notiert. Es fällt mir dann auch leichter, mich gegen die Sachen der interessanten Werbeaufsteller und den schönen neuen Marmeladengläsern zu entscheiden. *Man, haben sie die toll hingekriegt ... was ich alles mit den hübschen Gläsern anfangen könnte ...* Mich kriegen die Werbeleute immer mit einer neuen schönen Verpackung. Oft reicht es schon, wenn irgendwo NEU draufsteht. Da ist meine Neugier geweckt. Okay, aber mal abgesehen davon, weiß ich mit Zettel sehr genau, in welchen Gang ich muss, welches Produkt ich will und was ich einfach ausblenden kann. Da fällt die Entscheidung leicht. Spaghetti. Steht auf der Liste. Zack, kommt in den Wagen. Chips stehen nicht auf der Liste, also bleiben sie im Laden. Fertig ist die Sache.
Einkaufen ist dann einfacher, schneller und ich treffe im Laden nicht so viele dumme Entscheidungen, wie es mir ohne Zettel passiert. „Ups, wir haben ja noch drei Packungen Milch." Es bedeutet weniger Müll und Verschwendung. Sowohl im Hinblick auf meine Zeit und meine Nerven als auch auf die Produkte.

Lass mich dir Mut machen, Entscheidungen zu treffen.
Der Grund, warum es dir schwerfällt, Entscheidungen zu treffen: Dir

fehlt Klarheit. Klarheit über das große Ganze. Klarheit über deine Werte. Klarheit, wie du leben willst. Bist du klar, bringt das Leichtigkeit in deinen Alltag, dein Leben und deine Beziehungen. Deshalb frage dich: Wo willst du hin? Wie willst du leben? Wie willst du dich fühlen? Wenn ich nicht weiß, was ich kochen will, weiß ich nicht, was ich dazu einkaufen muss. Und ach, kennst du das ärgerliche Gefühl, wenn du beginnst, einen Kuchen zu backen oder etwas zu kochen, und dann fehlt dir diese eine Zutat? So ein Mist! Natürlich kann ich schnell beim Supermarkt um die Ecke etwas holen. Aber ich mache es mir dadurch komplizierter.

Gehen wir noch mal zurück. Wie sieht dein Alltag aus?

Du hast einen groben Plan für deinen Tag. Er ist gut gefüllt, aber es gibt ein paar Lücken, die du für dich nutzen könntest.

Dann kommt deine Tochter, die den Bus verpasst hat, und du fährst sie fix … dauert ja nicht lang. Dann klingelt das Telefon, deine Mutter … ups, da musst du ran. Dann eine WhatsApp von deinen Freunden, ob ihr am Wochenende beim Umzug helfen könnt … bevor du dich versiehst, hast du schon ein „Na klar!“ losgeschickt. Deine Kollegin muss unerwartet früher von der Arbeit und fragt, ob du eben noch ihre Sachen wegräumst. Logo, ist doch selbstverständlich. Und so geht der Tag dahin, und die Lücken, die für dich übrig waren, sind verbraucht. Am Abend fühlst du dich gestresst, erledigt und fällst erschöpft aufs Sofa. Es geht nichts mehr. Dieser Tag war einfach nur anstrengend. Von deiner Liste ist kein Punkt abgehakt und du hattest keinen Moment für dich und deine Bedürfnisse. Jetzt belohnst du dich selbst mit einer Tafel Schokolade, deiner Lieblingsserie und bleibst viel zu lange auf. Am nächsten Tag quälst du dich aus dem Bett. Deine To-do-Liste ist nun doppelt so lang.

Wie kannst du aus diesem Hamsterrad aussteigen? Wie schaffst du es, deinen Tag besser zu gestalten? Wie kannst du Entscheidungen treffen, bei denen du andere berücksichtigst UND das Beste für dich rausholst?

Im Folgenden gebe ich dir drei Tipps, die mir helfen, gute Entscheidungen zu treffen. Du wirst sehen, wenn du diese Tipps beachtest, wird es dir auch leichter fallen, Antworten auf die großen und kleinen Fragen des Lebens zu finden.

> Tipp 1: Eine für alle

Viele Entscheidungen brauchst du nicht immer wieder neu treffen. Lege deine Werte und Prioritäten einmal fest und richte deine Entscheidungen daran aus.
Beispielsweise entscheidest du am Anfang des Jahres, dass du dieses Jahr mehr Zeit in deine Ehe investieren willst. Gemeinsam tragt ihr die Termine der Paarabende in den Kalender ein. Jetzt fragt dich eine Mutter, ob du den Fahrdienst für die Kinder vom Training übernehmen kannst. Beim Blick in den Kalender siehst du, dass dort ein Termin für einen Paarabend ist. Du kannst direkt „Nein“ sagen. Diese Entscheidung wurde schon getroffen. Du brauchst nicht nachzudenken, ob du das machst oder nicht.
Ein anderes Beispiel: Du entscheidest einmal, dass deine Kinder immer zur Schule laufen. Auch bei Regen. Das ist eine klare Sache. Du brauchst nicht jeden Morgen überlegen, ob du die Kinder fährst, weil du Regentropfen an der Fensterscheibe hörst.
Noch ein Beispiel: Es ist dir wichtig, morgens die Betten zu machen. Dann entscheide es einmal und lass es sein, jeden Morgen abzuwägen, ob die Zeit noch reicht.
Jede Entscheidung, auch die kleinste, kostet dich Zeit und Energie. Sie beschweren deinen Alltag und dein Leben. Entscheidungen, die du gut überlegt getroffen hast, brauchst du nicht immer wieder zu überdenken und infrage stellen.
Du kannst deinem Entschluss vertrauen.
Triff doch direkt jetzt eine kleine Entscheidung, die du dann für eine Woche beibehältst.

> Tipp 2: Nicht alles verlangt (d)eine Reaktion

Viktor Frankl hat es so wunderbar beschrieben:
„Zwischen Reiz und Reaktion liegt ein Raum. In diesem Raum liegt unsere Macht zur Wahl unserer Reaktion. In unserer Reaktion liegen unsere Entwicklung und unsere Freiheit.“

Es gibt diesen Raum. Es ist eine Zeit. Eine Zeit von dem Moment, wo etwas geschieht, bis zu dem Moment, wo wir reagieren. Zum Beispiel, das Telefon klingelt (Reiz) und ich laufe zum Handy und drücke auf „Annehmen" (Reaktion). Diesen Raum scheinen wir abgeschafft zu haben. Oft kommt unsere Reaktion so schnell und automatisch, dass wir gar nicht daran denken abzuwarten, uns Zeit zu lassen. Eben diesen Raum zu nutzen. Kurz zu überlegen, ob ich ans Handy gehe. Ob ich jetzt telefonieren will. Die Reaktion geschieht unbewusst, automatisiert. Innerhalb kürzester Zeit antworten oder reagieren wir. Wir gönnen uns keinen Moment des Innehaltens. Wir glauben, der andere will sofort wissen, woran er ist. Sofort meine Antwort. Sofort meine Meinung. Sofort meine Zustimmung.
Bei genauerem Hinsehen erkennst du, dass dieser fehlende Raum der Grund ist, weshalb wir aus dem Affekt reagieren. Innerhalb von Millisekunden geben wir eine Zusage, treffen eine Entscheidung oder posaunen unsere Meinung hinaus. Wie oft hast du schon eine Antwort gegeben, die du im Anschluss bereut hast? Die Aussage zurückzunehmen, ist dann schwer. Wie kann ich in einer Sekunde mit meiner Zusage eine Entscheidung treffen, die am Ende mehrere Stunden meiner Zeit beansprucht? Wie soll ich sofort wissen, was ich von der Meinung des anderen halten soll, wenn ich diese Information zum ersten Mal höre?
Die Konsequenzen, die es für den anderen hat, sind dir vermutlich augenblicklich klar – doch, was die Folgen für dich bei einer überstürzten Antwort sind, nicht unbedingt. Und deswegen ist dieser Raum so wichtig. Wichtig, um dir klarzuwerden, wie du reagieren willst.
Selbst, wenn du dir bereits Klarheit verschafft hast und wie bei Tipp 1 deine Eine-für-alle-Entscheidung feststeht, kannst du den Raum nutzen. Denn es kann ja gut sein, dass ab und an etwas passiert, woraufhin du dich umentscheiden möchtest. Deshalb kann es hier hilfreich sein, diesen Raum der Wahl etwas zu öffnen. Diese Freiheit und Entfaltung darfst du dir immer bewahren.

Ein großer Vorteil, wenn wir diesen Zeitraum bewusst wahrnehmen, ist die Tatsache, dass sich manches von allein erledigt. Wenn du dir mit

der Antwort Zeit lässt, schlägt dein Gesprächspartner vielleicht schon eine Alternative vor, die dir besser gefällt. Du kannst auch um diesen Raum bitten: „Moment bitte, ich will mal kurz in mich hineinhören …“ oder „Ich brauche etwas Zeit und sage dir später Bescheid“. Manchmal führt das dazu, dass dein Gegenüber seine Frage nochmal überdenkt, beginnt, einen Plan B zu entwerfen und sich auf alternative Möglichkeiten einstellt.
Wenn es sich nicht um eine absolute Notfallsituationen handelt, hast du immer Zeit, die eigenen Folgen zu durchdenken und einzubeziehen. Es geht nicht darum, egoistisch zu sein und nur dein Ding zu machen, ohne die anderen zu berücksichtigen, sondern dich genauso mitzubedenken wie alle anderen auch.

> Tipp 3: Die Pro- ohne Kontraliste
Hast du schon mal verzweifelt vor deiner Pro- und Kontraliste gesessen, weil du dich trotzdem nicht entscheiden konntest? Du siehst beide Seiten, und es gibt keine Seite, die überwiegt. Du weißt dann nicht, was du mit der Gegenüberstellung anfangen sollst.
Das Problem bei den Pro- und Kontralisten ist, dass sie am Ende gleich lang sind und die Entscheidung(en) noch schwerer machen. Außerdem sind wir so sehr auf Fehler, Gefahren, Risiken und Probleme fixiert, dass die Kontrapunkte übermäßig groß erscheinen im direkten Vergleich mit den positiven Aspekten. Wir bleiben an der Kontraliste hängen. Sie hält uns davon ab, überhaupt eine Entscheidung zu treffen. Im Zweifelsfall entscheidet dann oft der innere Kritiker.

Deshalb bin ich ein Fan von Prolisten. Nur Prolisten. Ohne Kontraliste. Wenn du die Kontras mal weglässt, passiert etwas Erstaunliches. Probiere es doch gleich mal aus. Denke an eine Situation, in der du dich nicht entscheiden kannst. Dann schreibe alle Vorteile und Möglichkeiten auf, die FÜR eine bestimmte Entscheidung sprechen. Du wirst merken, deine Augen beginnen zu leuchten, dein Rücken richtet sich auf und deine Ideen fangen an zu sprudeln. Es macht viel mehr Spaß, sich auf die positiven Aspekte zu konzentrieren. Motivation steigt auf. Plötzlich wird es so klar und all deine Möglichkeiten werden

freigesetzt. Du spürst ein Wollen. Du willst die Punkte deiner Proliste in deinem Leben haben. Darum wirst du dann von der Frage geleitet: „Wie komme ich da hin?“
Stell dir vor, du leitest ein Team und hast eine Idee für ein cooles Projekt. Zum Beispiel ein Sommerfest. Statt auf einem Flipchart eine Pro- und Kontraliste zu entwerfen und mit allen Beteiligten Punkte für beide Seiten zu sammeln, schreibst du nur ein großes PRO auf das weiße Papier. Dann schreibt ihr alles auf, was euch einfällt. Wenn du merkst, dass da eure Ideen sprudeln, dass sich eure Vorstellungskraft und Kreativität Bahn bricht, super! Dann wirst du mit deinem Team nur noch überlegen müssen, wie ihr das umsetzen könnt und welche Hindernisse möglicherweise aus dem Weg geräumt werden müssen.
Solltest du beim Schreiben deiner Proliste merken, dass da echt wenig zusammenkommt, dir die Vorstellung fehlt oder du keine Freude spürst, dann kann das ein Zeichen sein. Überlege, weshalb diese Möglichkeit überhaupt zur Wahl steht. Eventuell fehlt dafür schlicht und einfach deine Motivation und du darfst es getrost sein lassen.

Zum Schluss bekommst du noch eine kleine Checkliste, die du dir schnell zur Hand nehmen kannst, solltest du dich mal schwertun, zu entscheiden.

Sie ist wie dein Einkaufszettel. Ganz easy kannst du sie abhaken:

_ Ist Freude da?
_ Passt es zu meinen Werten?
_ Wäre es richtig toll, wenn es funktioniert?
_ Fördert es meine Beziehungen?
_ Bereichert es meinen Alltag?

Und wenn du zu den Perfektionisten unter uns gehörst: Du brauchst keine 5/5. Wenn du drei Fragen mit Ja beantworten kannst, lohnt es sich, schon die Sache in deinen imaginären Einkaufswagen zu packen und ihr eine Chance zu geben.

Je besser du weißt, was du willst oder nicht willst, was deine Grenzen sind, was deine Pläne sind, desto leichter kannst du auch Entscheidungen treffen – große und alltägliche.
Denn viele kleine Entscheidungen ergeben eine große Lebensentscheidung. Im Endeffekt lebst du, was du tagtäglich entscheidest.
Es sind nicht immer die großen Entscheidungen, die uns aufhalten, schwerfallen und fertigmachen. Es sind die vielen, kleinen, die unsere Kraft und Energie verschlingen.
Wenn du nicht weißt, wie du deine Woche leben willst, orientierst du dich und dein Handeln an den anderen, deinem Umfeld. Du rennst vom Bedürfnis des einen zum anderen. So geht eine Woche nach der anderen dahin.
Das macht dich auf Dauer unglücklich und du fühlst dich abhängig. Unfrei. Entscheidungen zu treffen, wird immer schwieriger. Je länger du nicht einkaufen warst, desto voller wird natürlich dein Wagen. Desto chaotischer wird dein Supermarktbesuch. Vor allem, wenn du planlos ohne Zettel losziehst. Am Ende hast du zig Sachen, die vielleicht doch nicht gebraucht werden, und die wichtigen Zutaten hast du vergessen.
Lerne, Entscheidungen zu treffen und mache dir das Leben leichter.

KAPITEL 8:

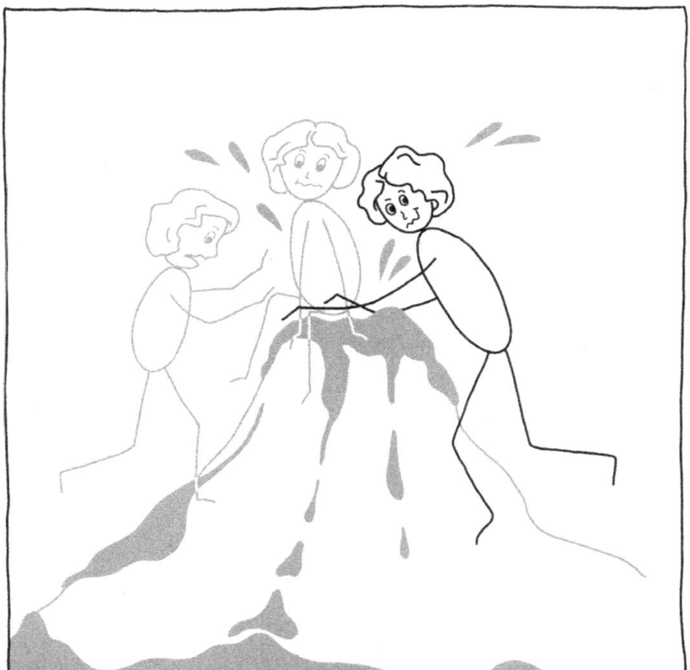

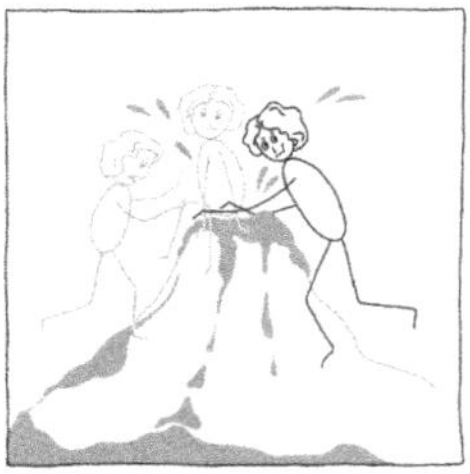

NAH AM VULKAN GEBAUT? –

Ein Weg, deinen Ängsten die Macht zu nehmen

Dein Puls rast. Du spürst den Druck auf der Brust, dein Herz schlägt schneller. Du reibst dir die Hände. Sie sind schon ganz feucht. Dir wird heiß und kalt. Du rutscht auf deinem Stuhl herum. Tränen schießen dir in die Augen. Du kriegst kein Wort raus. Deine Kehle ist zugeschnürt. In deinem Kopf überschlagen sich die Gedanken. Dein Bauch beginnt zu grummeln. Du musst auf Toilette. Es ist, als braut sich ein Vulkan in deinem Körper zusammen und droht auszubrechen. Dieses schreckliche Gefühl, ausgeliefert und hilflos zu sein. Dein Körper spannt sich an. In dir tobt ein Feuer und du spürst nur noch Angst und Panik. Deine Sorgengedanken laufen in Dauerschleife und du kannst an nichts anderes denken. Du weißt nicht, was du tun sollst, und willst einfach nur, dass es aufhört.

Schluss!

Aus!

Weg mit diesem Gefühl!

Wann gab es bei dir das letzte Mal so einen Moment?

Hast du die Situation noch vor Augen?

Sicher kannst du dich noch genau an dieses beklemmende Gefühl erinnern. An diese eine Nachricht, die Gedanken, die Angst vor dieser einen Sache. In dir läuft ein Film ab. Du malst dir die schlimmsten Szenarien aus.

Wenn wir in dieser Angst gefangen sind, wissen wir nicht, was passiert, wir verstehen nicht, warum wir so krass reagieren. Wir haben keine Worte für das, was passiert, wissen nicht, ob und was wir sagen sollen. Außen scheinen wir ohnmächtig und erstarrt. Wir sind unfähig, uns zu bewegen. Doch innen kocht es. Die starken Angstgefühle drohen, aus uns hervorbrechen, und wir fühlen uns überfordert, damit umzugehen. Du kennst das, wenn du richtig gut drauf bist, dich freust und begeistert über etwas erzählst. Dann sprudelt es nur so aus dir heraus. Deine Worte überschlagen sich fast, du versuchst, dein Erleben so bunt und dynamisch wie möglich zu beschreiben. Dein Körper geht mit, Mimik und Gestik unterstreichen deine Erzählungen. Alles ist lebendig.

Im Gegensatz dazu stell dir deinen Angst-Moment vor. Hier ist nichts von dieser Lebendigkeit zu spüren. Du brodelst zwar innerlich, doch außen sprudelt nichts. Du bist wie gelähmt. Erstarrt. Kriegst keinen Satz heraus und kannst dich nicht ausdrücken. Dir fehlen die Worte – im wahrsten Sinne.

Ein kleiner Einschub an dieser Stelle. Ich spreche hier nicht über Angststörungen, Panikattacken oder andere Angstzustände. Wenn du darunter leidest, suche dir bitte ärztliche Hilfe. Du musst da nicht allein durch. Es gibt sehr gute Behandlungsmöglichkeiten. In diesem Kapitel geht es vielmehr um allgemeine Ängste, die wir alle kennen. Ängste, die zu unserem Leben dazugehören. Ich will dir zeigen, wie du sie verstehen, einordnen, annehmen und zukünftig mit ihnen umgehen kannst. Dafür nutze ich eine Methode, die ich dir gleich vorstellen werde. Zuerst verschaffe ich dir aber noch ein paar Erkenntnisse zum Thema Angst.

Die meisten von uns befürchten, dass die Angst größer wird, wenn wir über sie sprechen. Wir versuchen, sie einzudämmen, zu verschweigen

und möglichst wenig darüber nachzudenken. Wir wollen ihr keinen Raum geben und halten sie in uns verschlossen. Wie ein kleines Kind, das sich die Augen zuhält und glaubt, es ist nicht mehr zu sehen. Als wäre die Angst nicht da, weil wir stillhalten und stillschweigen.
Logisch, wenn du befürchtest, ein einziges Wort könnte den Vulkan zum Ausbrechen bringen, dann macht es keinen Sinn, das zu riskieren. Vielleicht hast du auch gelernt, nicht über deine Ängste zu sprechen. Es kam nicht gut an, wenn du gesagt hast, dass du Angst hast. Vielleicht fehlte dir ein Vorbild und man hat deine Ängste abgetan oder nicht ernst genommen. Deine Angst machte anderen Angst. Lieber schnell den Deckel draufmachen.

Kennst du diese Sätze, die verhindern, dass Angst an- und ausgesprochen wird? Mir begegnen immer wieder folgende Aussagen:

» „Pass auf, was du sagst."
» „Sprich das nicht aus, Worte haben Macht."
» „Das ist doch nicht schlimm, hier hast du ein Gummibärchen."
» „Mach nicht so ein Drama, da ist doch nichts."
» „Jetzt spinn nicht rum, du bildest dir das nur ein."
» „Du bist aber auch ein Angsthase."
» „Hör auf, du machst mir Angst damit."

Das passiert oft, weil Erwachsene selbst keine Worte für ihre Ängste finden. Sie wissen nicht, was sie mit den überwältigenden Gefühlen tun sollen.
Aus der Psychosomatischen Klinik wissen wir schon lange: Was sich nicht ausdrücken darf, drückt sich ein und hinterlässt seine Spuren im Körper. Damit sich der brodelnde Innendruck gar nicht erst aufbaut und schädliche Auswirkungen auf unsere Gesundheit hat, ist gar nicht so viel nötig. Es gibt eine ganz simple Handlung.
Der Weg ist: reden.
Worte finden.
Benennen, sortieren und einordnen.
Denn Worte nehmen der Angst die Macht. Und das wollen wir doch.
Ich will dir helfen, Worte zu finden für das, was dir Angst macht. Worte

für das, was da ist. Damit du dich ausdrücken kannst und so die Angst begreifbar und greifbar wird.
Weißt du, deine Ängste sind nicht per se schlecht. Sie wollen dich schützen. Sie wollen dir etwas ersparen. Sie wollen vermeiden, dass du verletzt wirst oder dich unsicher fühlst. Und das ist genau der springende Punkt. Sie können wichtige Hinweise sein, wo du Punkte in deinem Leben hast, an denen du wachsen kannst. Sie zeigen dir die Stellen, an denen du arbeiten und ins Vertrauen kommen darfst. Wenn du nicht darüber sprichst, verpasst du die Chance, wichtige Dinge in deinem Leben zu erkennen. Das wäre sehr schade.

Ich habe dir ja versprochen, eine Methode mit dir zu teilen. Diese Methode ist besonders hilfreich, um das Reden über deine Angst anzugehen. Sie hilft dir, Worte zu finden für das, was da ist. Dadurch machst du deine Angst begreifbar und beginnst, dich auszudrücken.
Für diese Methode teilen wir die Ängste erst mal in vier Hauptkategorien ein. Angelehnt an die Theorie der „Grundformen der Angst" von Fritz Riemann. Das unterstützt dich dabei, deine Angst besser zu lokalisieren und sie einzuordnen.
Denn die gute Nachricht:

Du hast nur die Ängste, die zu dir passen. Klingt seltsam, oder? Aber tatsächlich ist es so, dass du je nach Prägung, Temperament und Lebensphase passende Ängste hast.

Die vier Kategorien sind folgende:
» Angst vor dem Alleinsein und Ablehnung
» Angst vor dem Scheitern und Versagen
» Angst vor dem Kontroll- und Sicherheitsverlust
» Angst vor der Festlegung und Abhängigkeit

Im Folgenden gehe ich auf jeden der vier Angsttypen kurz ein. Beobachte beim Lesen, wo du dich am meisten angesprochen fühlst.

1. Alleinsein und Ablehnung

Diese Angst ist typisch für Beziehungsmenschen. Sie sind sensibel, nehmen viel wahr und spüren sofort, wie es anderen geht. Sie fühlen die Ängste von anderen und wollen direkt helfen. Sie fühlen sich verantwortlich, wenn ein anderer leidet oder ein Problem hat. Die Motivation, die sie antreibt, ist, anderen zu dienen. Sie sind Meister im Kümmern, Versorgen, Lösungen finden, Trösten und Aufhelfen. Als Helferlein fühlen sie sich sicher. Darüber holen sie sich ihre Bestätigung.

Doch genau da liegt das Problem. Sie sind abhängig von dem, was irgendwo und irgendwem passiert.

Sie haben Angst, nicht gebraucht zu werden. Oft befürchten sie, nicht rechtzeitig helfen zu können, und fühlen sich schuldig, wenn ihre Hilfe zu spät kommt. Manchmal stülpen sie anderen ihre Hilfe über und bevormunden sie. Was, wenn der andere mich dann nicht mehr mag und sich jemand anderen sucht? Diese Angst sitzt ihnen im Nacken. Klingt krass. Steckt aber dahinter. Dadurch klammern sie und suchen immer wieder nach Problemen. Auch die große Sorge, dass einem ihrer Lieben etwas passiert und sie allein bleiben, überfällt sie schnell. Ihre Glaubenssätze sind:

„Ich bin wertvoll, wenn ich helfe."

„Ohne mich kommen sie nicht klar."

„Ich muss aufpassen, dass niemandem etwas passiert."

Die Ängste dieser Menschen drehen sich viel um andere und die Beziehung zu ihnen.

2. Scheitern und Versagen

Das sind oft sehr ehrgeizige und produktive Menschen. Sie haben nur ein Ziel: Erfolg. Etwas erreichen. Sie setzen sich oft hohe Ziele und haben an sich selbst sehr hohe Ansprüche. Sie können dabei viel erreichen und sind sehr leistungsfähig.

Allerdings ist Versagen und etwas nicht zu schaffen für sie das Schlimmste. Sie wollen schneller und besser sein als andere. Gelingt ihnen nicht, was sie sich vorgenommen haben, dann fühlen sie sich klein und mies. Ein winziger Fehler kann sie schon voll aus der Bahn

werfen und sie brauchen eine ganze Weile, um sich selbst wieder aufzurappeln. Sie sind oft ihr größter Kritiker. Klagen richten sie gegen sich selbst und sind ständig mit sich unzufrieden. Es ist ihnen nicht so wichtig, was andere denken. Das Lob und die Beteuerungen der anderen können ihnen nicht das Versagensgefühl nehmen. Gedanken, die diesen Menschen sehr vertraut sind, sind zum Beispiel:
„Ich krieg nix hin."
„Ich bin ein Versager."
„Ich schaffe das nie."
Alles, was sie zum „Scheitern" bringen könnte, macht ihnen Angst.

3. Kontroll- und Sicherheitsverlust

Diese Personen brauchen einen sicheren Rahmen. Sie wollen immer gut vorbereitet und informiert sein. Ihre Stärken sind Organisieren, Managen und sie behalten dabei immer den Überblick. Man kann sich auf sie verlassen. Sie sind vorausschauend und haben für alles einen Plan B, und solange der nicht steht, wird gar nicht erst angefangen.
Auf der anderen Seite neigen sie dazu, andere zu kontrollieren, um selbst Sicherheit zu gewinnen. Menschen in ihrem Umfeld erleben sie manchmal als einengend und starr. Unvorhersehbare Dinge sind für sie bedrohlich. Es fällt ihnen schwer, auf spontane Planänderungen zu reagieren. Das ist der pure Stress für sie. Sie wollen auch in Beziehungen stets wissen, woran sie sind. Sie planen ihre Freundschaften und Verabredungen minutiös. Das gibt ihnen ein sicheres Gefühl und so können sie auch Freude empfinden.
Gedanken, die sie fälschlicherweise annehmen, sind zum Beispiel:
„Ich muss alles im Griff haben."
„Mir darf nichts entgleiten."
„Wenn etwas schiefläuft, bin ich dafür verantwortlich."
Alles, was ihre gut sortierte Welt in ein Chaos versetzt, macht ihnen Angst.

4. Festlegung und Abhängigkeit

Diese Menschen lieben die Abwechslung, den Reiz des Neuen und Spontanität. Sie wollen ausprobieren und aus eigenem Antrieb

Entscheidungen treffen. Freiheit ist ihr höchstes Ziel. Deshalb geben sie auch anderen immer die Wahl. „Nur, wenn es für dich passt“ ist ein oft verwendeter Satz von ihnen. Sie sind gute Stimmungsmacher und bereichern mit innovativen Ideen.
Doch der Gedanke, sich festzulegen, lässt sie das Weite suchen. Traditionen langweilen sie und sie möchten nicht festgenagelt werden. Wenn andere sie in irgendeiner Form zu einer Entscheidung oder Aufgabe drängen, fällt es ihnen schwer, ein „Ja“ dazu zu finden. Sie können schlecht ertragen, wenn andere über sie bestimmen und über ihren Kopf hinweg entscheiden. Durch ihre Spontanität erlebt sie ihr Umfeld oft als wechselhaft oder unzuverlässig.
Typische Glaubenssätze sind bei diesem Typen:
„Ich verliere meinen Freiraum, wenn ich mich festlege.“
„Ich will mich nicht bestimmen lassen.“
„Ich kann nicht planen.“
Wenn dieser Typ das Gefühl hat, er wird in irgendeiner Art eingeengt, bekommt er Angst.

Wo hast du dich am ehesten wiederentdeckt? In welcher Kategorie hast du dich angesprochen gefühlt? Was ist deine größte Angst, die alle anderen überschattet?
Du hast dich in mehreren Kategorien wiedergefunden? Das ist normal. Wir tragen alle Ängste in uns und doch gibt es meist ein bis zwei Typen, zu denen wir am meisten tendieren.
Wenn du weißt, wo sich deine Ängste hauptsächlich ansiedeln, erkennst du, an welcher Stellschraube du drehen darfst, um deine Ängste Stück für Stück zu beruhigen.
Vielleicht spürst du auch schon ein erleichterndes Gefühl, weil du merkst, es gibt Ängste, für die du gar nicht anfällig bist.

Jetzt kennst du die vier Hauptkategorien. An dieser Stelle passt meine versprochene Methode sehr gut. Ich nenne sie „Der Angst einen Namen geben“. Wie bereits erklärt, nehmen Worte der Angst die Macht. Wenn die Angst einen Namen hat und benennbar ist, wird sie greifbar. Wenn sie greifbar ist, kann man sie auch angehen.

Denk an eine typische Situation, die dir Angst macht. Wenn diese Angst einen Namen hätte, wie würde sie heißen? Welches Wort passt am besten zu ihr? Welche Überschrift kannst du ihr geben? Und dann beschreibe mit einfachen Worten, was in dir passiert.

Das Gute ist, sobald du deine Sprache wiederfindest, kommst du aus der Starre. Du durchbrichst das Schweigen, die gefährliche „Stille" und das Brodeln im Inneren. Du wirst auch im Außen aktiv. Du beginnst, die starke Kraft der Angst in Bewegung zu bringen, statt sie in dir festzuhalten. Das ist ein wichtiger erster Schritt, wenn du deinen Ängsten begegnen und sie überwinden willst. Es ist auch ein Zeichen von Selbstannahme: deine Angst zu akzeptieren.

Hier kommen wichtige Anregungen, wie du deinen Ängsten begegnen und sie annehmen kannst. Ich gehe wieder einzeln auf jede der vier Kategorien ein. Diesmal zeige ich dir, was du brauchst, um deiner Angst die Explosivität zu nehmen.

1. Alleinsein und Ablehnung
Menschen sind an deiner Seite. Manche länger, manche kürzer. Doch egal, wie lange du mit ihnen durch das Leben gehst, darfst du jeden Moment mit ihnen genießen.

Für dich ist es besonders wichtig, im Vertrauen zu den anderen zu wachsen. Traue ihnen zu, für sich zu sorgen und auf sich aufzupassen. Manche Menschen meinen es gut mit dir und sie wollen und brauchen noch deine Hilfe. Andere müssen lernen, Eigenverantwortung zu übernehmen. Die Menschen gehören dir nicht und du bist oft nicht in dem Ausmaß für sie verantwortlich, wie du denkst. Du bist und bleibst liebenswert, auch, wenn andere nicht bei dir sind. Du darfst lernen, dass du auch unabhängig von anderen glücklich und zufrieden sein kannst. Wenn du gut für dich und dein Seelenwohl sorgst, wirst du die schönsten und entspanntesten Beziehungen leben können – ohne permanente Angst um deine Mitmenschen zu haben.

2. Scheitern und Versagen

Du darfst lernen, zwischenzeitlich einen Gang zurückzuschalten und im Moment zu sein. Erwartungen, die du an dich selbst hast, sind oft utopisch und nicht realistisch. Weißt du, das Leben ist kein Wettkampf, wo nur der Stärkste durchkommt. Du hast alles, was du brauchst, um dein Leben erfüllt und erfolgreich zu meistern. Vertraue deinem Können, deiner Erfahrung, deinem Wissen und lass ein bisschen Platz für Zufälle und Glück. Fehler sind menschlich und öffnen dir möglicherweise Türen, die dem Perfektionismus verschlossen bleiben. Liebe kannst du dir nicht verdienen, sie wird dir geschenkt.

3. Kontroll- und Sicherheitsverlust

Sicher wünschst du dir öfter mehr Gelassenheit, wenn mal wieder was nicht nach Plan läuft. Versuche mal herauszubekommen, was für dich wirklich absolute „Sicherheits-Must-haves“ sind. Dinge, Abläufe und Routinen, die dir so viel Stabilität geben, dass es dir möglich wird, in anderen Bereichen etwas flexibler zu werden. Du darfst darauf vertrauen, dass du auch unvorhersehbaren Situationen gewachsen bist. Du bist ein Management-Genie. Kommst du über den ersten Schreck der Veränderung, dann fällt es dir recht leicht, wieder Struktur und Ordnung herzustellen. Darauf darfst du vertrauen. Und ich empfehle dir, ganz offen mit deinem Bedürfnis nach Sicherheit umzugehen. Sprich darüber und erlebe, dass andere gar nicht bewusst „gegen dich arbeiten“. Sie wissen oftmals nicht, was in dir vorgeht. Je sicherer du mit dir selbst bist, desto entspannter kannst du mit Veränderungen umgehen.

4. Festlegung und Abhängigkeit

Sorge dafür, dass du immer wieder Abwechslung in dein Leben holst. Warte nicht, bis dir „langweilig“ ist oder du so eine Enge spürst, dass du ausbrechen musst. Das kann für deine Mitmenschen sehr verletzend sein und dich selbst auch anstrengen. Weißt du, echte Nähe und Verbindung entstehen auch aus Verbindlichkeit und Zugehörigkeit. Du darfst darauf vertrauen, dass ein Rahmen durchaus Vorteile bietet. Du bist nicht automatisch abhängig, wenn du dich verbindest und andockst. Du wirst immer deinen eigenen Weg finden, auch in Strukturen und festen Beziehungen. Lebe deine Stärke, Frische und Bewegung hineinzubringen – für dich und andere.

Diese Veränderungen passieren nicht über Nacht. Es ist ein Weg aus der Angst heraus und ins Vertrauen hinein. Das braucht seine Zeit und das ist gut. Es ist wichtig, dass du verstehst, du bist deinen Ängsten nicht hilflos ausgeliefert. Sie geben dir die Möglichkeit, zu wachsen. Je mehr du lernst, sie wahrzunehmen und zu benennen, desto weniger wird sie sich aufdrängen und im Inneren brodeln.
Du kannst den Druck rauslassen. Am Anfang ist das vielleicht nur ein klein wenig Druck, der dich aber bereits entlastet. Mit der Zeit fällt es dir immer leichter, der Angst ins Gesicht zu schauen und sie zu überwinden.

Versuche in den nächsten Tagen mal ganz bewusst wahrzunehmen, wann sich deine Angst meldet. In welcher Situation spürst du das innere Brodeln und die äußere Bewegungslosigkeit? Wann steigt die Panik auf? Ein Anruf aus der Schule? Ein Geheimnis deines Mannes? Ein Arztbesuch? Schmerzen, die du nicht einordnen kannst? Die Fernsehnachrichten am Abend? Eine Spinne unterm Bett? Wenn dein Kind eine halbe Stunde nach der vereinbarten Zeit noch nicht da ist? Ein Brief von der Arbeit?

Dann halte kurz inne. Trete innerlich einen Schritt zurück, und bevor du reagierst, frage dich: Welchen Namen hat diese Angst gerade? Sage vielleicht leise zu dir: „Ah, meine Kontrollangst ruft an“ oder „Die Angst vor Ablehnung steht vor der Tür“. Diese kleine Unterbrechung wird einen Unterschied machen. Du wirst eine andere Haltung einnehmen und neu reagieren.
Wenn dir das in dem Moment noch nicht gelingt, ist das gar kein Problem. Mache das einfach im Nachhinein.

Mit diesem Vier-Schritte-Plan gelingt es dir mehr und mehr, deinen eigenen Vulkan zum Erlöschen zu bringen:

1. Schreibe dir am Abend diese Situation auf.
2. Schreibe deine Gefühle dazu.
3. Finde einen Namen.
4. Überlege, was diese Angst braucht, um Ruhe zu geben.

Wenn du da dran bleibst, wirst du merken, dass es dir immer schneller klar wird, was da eigentlich in dir passiert. Du wirst schon bald deine Worte wiederfinden und nicht mehr gelähmt bleiben. Deine Ängste verlieren immer mehr ihre Bedrohung, indem sie nicht völlig alleingelassen und unterdrückt in dir brodeln.

Angst geht – wenn Sicherheit kommt.

Im nächsten Kapitel werde ich ausführlicher darauf eingehen, wie sich Ängste auf unsere Beziehungen auswirken.

KAPITEL 9:

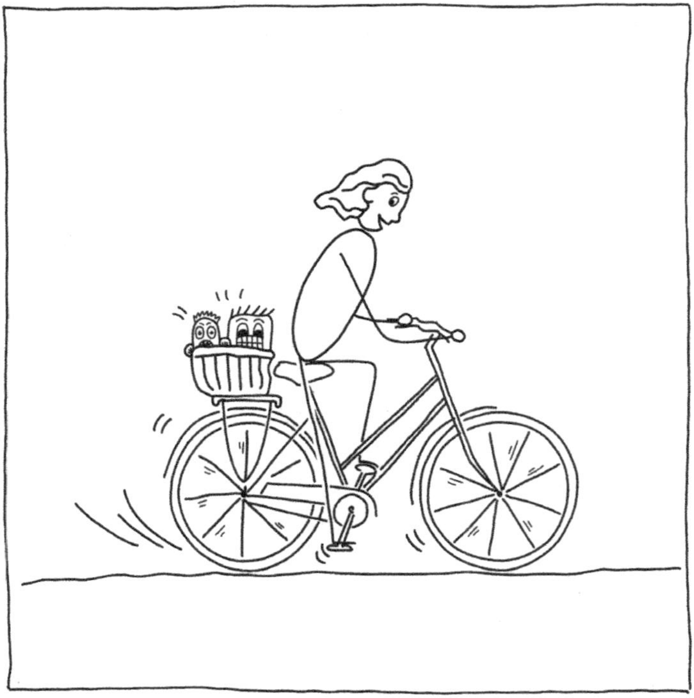

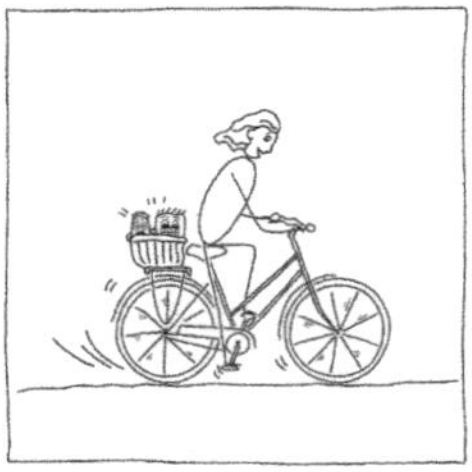

DIE ANGST AUF DEM GEPÄCKTRÄGER –

Wie du entspannt mit Ängsten anderer umgehst

Ich will dir eine Geschichte aus unserer Familie erzählen. Es ist die Geschichte von der Angst auf dem Gepäckträger.

Vor einigen Jahren hatte eins unserer Kinder jeden Morgen Angst vor der Schule. Es war schlimm für uns alle. Mit Bauchschmerzen schlich es durch die Küche, wollte nichts essen und war traurig. Wir versuchten, es zu trösten: „Du schaffst das", „Du brauchst keine Angst zu haben", „Heute Mittag bist du wieder zu Hause", „Du bist stark", „Wir haben dich lieb".

Wir gaben unser Bestes. Um zu ermutigen, haben wir Fragen gestellt, „Wovor hast du denn Angst?", und versucht herauszufinden, was los ist. Doch das konnte unser Kind nicht sagen. Zeitweise waren wir wirklich verzweifelt und hilflos.

Natürlich führten wir auch Gespräche in der Schule, aber es wurde nicht besser.

Dann kam der Morgen, der alles veränderte. Wir standen vor der Haustür am Fahrrad. Bis zuletzt sprachen wir ihm gut zu. Dann sagte ich: „Hey, was wäre, wenn du die Angst einfach mit zur Schule nimmst?" Ich

kam mir albern vor. *Ist das nicht kontraproduktiv? Verstärke ich dadurch nicht die ganze Sache?*
Mein Kind antwortete mit einem erleichterten Seufzer: „Oh ja, das mach ich so. Gute Idee, Mama." Wir überlegten zusammen, wo wir die Angst am besten verstauen. Schließlich bekam sie ihren Platz auf dem Gepäckträger. Sichtbar entspannt trat unser Kind in die Pedale.

Ich war verblüfft. So einfach war das? Verdutzt ging ich ins Haus. Den ganzen Vormittag war ich gespannt wie ein Flitzebogen.
Unser Kind kam glücklich nach Hause. Keine Rede von der Angst. Ich war allerdings so neugierig, dass ich irgendwann nachfragte, was denn mit der Angst auf dem Gepäckträger geworden ist.
„Ach die ...", sagte es, „die ist schon vorn an der Ecke am Supermarkt runtergefallen."
Für mich war das ein Schlüsselmoment und hat meinen Umgang mit Angst grundlegend verändert.
Dass ich die entscheidende Frage an diesem Morgen stellen konnte, hatte seine Vorgeschichte. Ich war mitten in meiner Ausbildung und kam mit neuen Impulsen und Erkenntnissen aus einem Seminar, in dem es um Beratung und Seelsorge mit Kindern ging.
Inspiriert davon, hatte ich ganz neue Gedanken in meinem Kopf. Dadurch konnte ich anders reagieren als die ganze Zeit davor.
Ich wünsche mir, dass es dir auch so geht, du liest in diesem Buch neue Zusammenhänge und bekommst eine neue Sichtweise. In dir entsteht etwas Neues, das deinen Umgang mit Angst für immer verändert.

Ängste in Beziehungen

Ängste sind ein großes Thema in unseren Beziehungen. Wie du im vorherigen Kapitel über Ängste erfahren hast, entstehen sie durch Menschen oder werden durch ihr Verhalten ausgelöst.
Wir haben vor anderen Angst, wir haben um andere Angst, wir übertragen unsere Angst. Wir teilen unsere Ängste.

Ängste können uns einander näher bringen. Sie verbinden uns. Oftmals entsteht ein Zusammengehörigkeitsgefühl nach dem Motto: Alle gegen einen, gegen die Angst!

Ängste können uns aber auch trennen oder die Beziehung zu einem Menschen negativ beeinflussen.
Kennst du eine Person, die besonders ängstlich ist? Hast du ein besonders ängstliches Kind? Eine überängstliche Mutter oder einen „paranoiden" Chef? Vielleicht ist das für dich ganz normal. Du hast dich daran gewöhnt. Es ist fast so, als könntest du dir diese Person ohne ihre Ängste gar nicht vorstellen.
Wenn du ehrlich bist, ist es dir manchmal zu viel. Es beeinflusst dich mehr, als du willst. Du nimmst ständig Rücksicht, hilfst und beruhigst. Andauernd musst du aufpassen, nichts Falsches zu tun, und bist ständig dabei, diese Person in Watte zu packen.
Hast du dich mal gefragt, wie euer Verhältnis ohne diese Ängste aussehen würde? Was wäre anders? Was gäbe es nicht oder bräuchtest du nicht mehr zu tun?

Eventuell bist auch du die Person mit der Angst. Und andere nehmen auf dich Rücksicht, helfen dir und packen dich in Watte. Die Angst gehört irgendwie zu dir und du bist ständig auf Ermutigung, Schutz und Unterstützung von anderen angewiesen.

In vielen Familien ist Angst permanent vorhanden. In irgendeiner Art und Weise ist sie immer da. Selbst unausgesprochen verbreitet sie angespannte Stimmung und schafft Druck und Stress. Angst kann sich anfühlen wie eine schmarotzende Mitbewohnerin, die keine Miete zahlt. Kommt und geht, wann sie will. Nimmt sich, was sie braucht, ohne zu fragen, und belästigt dein Zuhause. Gern würdest du sie rausschmeißen und ein Schild an der Klingel anbringen: Für Ängste Zutritt verboten!

Ängste sind normal und gehören zu unserem Leben dazu. Sie wollen uns warnen und vor unangenehmen Situationen schützen. Ängste

dürfen da sein. Sie machen dich weder klein, schwach, noch kompliziert. Das, was sie zerstörerisch macht, ist der falsche Umgang mit ihnen.
Das Runterdrücken und Wegkriegenwollen macht sie immer größer. So groß, dass sie ein Gefühl von Hilflosigkeit und Verzweiflung auslösen. Diese Gefühle sind in der Familie wie ein überdimensionaler Luftballon, der aufgeblasen wird und irgendwann so viel Raum einnimmt, dass sich niemand mehr bewegen kann. Alles dreht sich um die Angst und wir verlieren den Zugang zueinander. Wir denken, erst muss die Angst weg sein, dann ist alles wieder in Ordnung.
Die meisten Ängste sind jedoch keine wirklich lebensbedrohlichen Dinge, sondern Beziehungsthemen, Unsicherheiten.

Wie bist du aufgewachsen?

In manchen Familien gibt es einfach keine Ängste. Nun ja, zumindest tun sie so. Angst vor Spinnen gibt es nicht. Angst vor einer Prüfung haben nur die, die nichts können. Angst vor Krankheit ist was für Mimosen usw. Jede Angst wird abgelehnt und negativ betitelt. Natürlich wirst du, wenn du so aufgewachsen bist, ein Problem haben, über Ängste zu sprechen. Es fällt dir schwer, dich mit ihnen auseinanderzusetzen, ihnen ins Gesicht zu schauen und sie zu überwinden.
Du wirst vermutlich ein Meister im Verdrängen und Überspielen deiner Unsicherheiten und Ängste sein.

In anderen Familien hat Angst eine zentrale Rolle eingenommen. Durch Angst bekommst du ganz viel Fürsorge und Aufmerksamkeit. Bei Angst stehen dir alle zur Seite. Angst bringt zusammen und stärkt das Gemeinschaftsgefühl. Wer Angst hat, wird zum Mittelpunkt. Aus Angst vor Verschlimmerung wird sich dann besonders fürsorglich um das kranke Kind gekümmert. Bei Angst vorm Fahrradfahren werden die Eltern zum privaten Taxiservice oder bei Prüfungsangst gibt's ein extra Taschengeld zum Ausgleich.

In beiden Fällen ist Angst sehr machtvoll und beherrscht das Verhalten, die Atmosphäre und die Beziehungen innerhalb der Familie. Egal, ob die Angst verdrängt, bestraft oder belächelt wurde oder ob sie besonders viel Raum bekam – sie war sehr präsent und prägend.

Stell dir vor, wie unser Kind sich gefühlt hat, als es merkte: Wir alle wollen seine Angst wegbekommen. Was war möglicherweise sein Gefühl? Seine Gedanken?
Versuche, dich in seine Lage zu versetzen und nimm deinen ersten Gedanken wahr. Schreibe sie auch gerne hier an die Seite.
Ich kann mir gut vorstellen, dass unser Kind vielleicht ein paar der folgenden Gedanken hatte:

„Alle glauben, ich schaffe es nicht allein."
„Ich bin nicht okay, wenn ich Angst habe."
„Ohne Angst wäre ich für die anderen besser, weshalb sollten sie sonst „wollen, dass die Angst weg ist?"
„Ich bin bemitleidenswert."
„Ich bin nicht normal, denn die anderen scheinen keine Angst zu haben."
„Ohne mich ginge es den anderen vor der Schule besser."

Und hast du dir einen ähnlichen Gedanken notiert? Kennst du solche Gedanken?
All diese Gedanken sorgen dafür, dass man sich schwach, klein und unfähig fühlt. Die Angst macht uns Angst. Das ist der Grund, weswegen wir sie wegbekommen oder ignorieren wollen.

Am Morgen, als ich meinem Kind die Frage stellte „Hey, was wäre, wenn du die Angst einfach mit zur Schule nimmst?", habe ich eigentlich gesagt: „Hey, ich traue dir zu, dass du stark genug bist, um mit dieser großen Angst zurechtzukommen. Du kannst sie mitnehmen. Du bist okay, wenn du dich gerade ängstlich fühlst. Du darfst den Kampf gegen diese Angst aufgeben. Ich habe einen guten Tag, auch, wenn du mit der Angst unterwegs bist. Du darfst dich entspannen, ich brauche es nicht, dass du die Angst loswirst. Die Angst ist deine und du darfst entscheiden, was du damit machst."

Im Endeffekt ist es genau so: Die Angst ist nicht meine Angst. Es ist die Angst meines Kindes und somit ist es auch seine Aufgabe und sein Recht, mit ihr zu machen, was es will. Mein Kind hat so die Kontrolle über die Angst zurückbekommen.

Wenn wir einander erlauben, Ängste zu haben, bringt das eine enorme Entlastung. Es entlastet denjenigen, der Angst hat, von dem Gefühl, die anderen zu belasten. Gleichzeitig entlastet es diejenigen, die gerade keine Angst haben, weil sie sich nicht abkämpfen müssen, eine Lösung zu finden. Es schafft Respekt. Es schafft Nähe. Es schafft Vertrauen, Mut und gesunde Grenzen.

Lass uns Schritt für Schritt schauen, wie du einen entspannten Umgang mit Ängsten in deiner Familie und anderen Beziehungen entwickeln kannst:

1. Mache dir bewusst, dass Angst da sein darf. Sie gehört zu unserem Leben dazu. An welche Angst eines anderen denkst du gerade? Wo versuchst du, jemandem seine Angst „abzunehmen"? Überlege mal, ist es nicht in Ordnung, dass dieser Mensch Angst hat? Erlaubst du jemand anderem seine Angst nicht, weil es dir Angst macht? Diese Angst ist keine Bedrohung für dich. Es ist lediglich eine Aufgabe und Herausforderung für dein Gegenüber.

2. Entdramatisiere die Angst, indem du ihr nicht so viel Macht gibst. Du brauchst nicht in die Überfürsorge zu gehen. Du musst nicht alles stehen und liegen lassen, sobald jemand dir seine Angst zeigt. Es ist nicht angebracht, jetzt ein Drama zu machen und sofort aktiv zu werden. Höre zu und nimm wahr. Es kann hilfreich sein, dem anderen zu sagen: „Ich bin da. Erzähle mir mehr von deinen Gedanken. Was ist gerade in dir los?" So ermöglichst du ihm, über seine Angst zu sprechen und sie einzuordnen. Das

Wichtige in diesem Moment ist nicht, etwas Schlaues zu sagen. Sondern zu zeigen, dass du es aushalten und akzeptieren kannst, dass es gerade so ist.

3. Vertraue dem, dem die Angst gehört, selbst damit umgehen zu können. Gehe innerlich auf Abstand und frage dich: „Um wessen Angst geht es hier eigentlich?" Es ist nicht deine Schulangst! Es ist nicht deine Spinnenphobie! Es ist nicht deine Prüfungsangst! Sie gehört dir nicht. Auch, wenn es ein gutes Gefühl ist, dem anderen zu helfen, nimmst du ihm gleichzeitig auch das Erfolgserlebnis, mit seinen Mitteln, Angst zu überwinden. Ermutige ihn, selbst nach Wegen durch die Angst zu suchen. Frage ihn „Brauchst du was von mir?" oder „Was hat dir früher schon bei Angst geholfen?", und dann lass es auch gut sein. Vertraue, dass die Angst dein Gegenüber nicht auffressen wird. Er wird diese Herausforderung meistern.

Angst geht, wenn Vertrauen kommt. Und deshalb darfst du dem anderen erlauben, seine Angst mitzunehmen, einzupacken und sich mit ihr gemeinsam auf den Weg zu machen.
Dadurch stärkst du sein Selbstvertrauen: Ich bin okay, so wie ich gerade bin. Mit allem, was zu mir gehört. Auch mit der Angst. Ich kann die Angst aushalten, sie anschauen und überwinden.

Ein kurzer Einschub noch, weil dieser Umstand auch in den heutigen Generationen noch häufig anzutreffen ist: Besonders für viele Männer ist es schwer, über Ängste zu reden oder sie bei ihrer Frau und den Kindern ernst zu nehmen. Sie wurden erzogen, dass Angst haben gleich Schwäche bedeutet. Sie wollen Helden sein. Stark, unerschütterlich und furchtlos. Das sind sie auch. Und vor allem bleiben sie es und werden zu noch größeren Helden, wenn sie wertschätzend, einfühlsam und offen über Ängste sprechen können. Über ihre eigenen und über die von anderen. Das ist dann wirklich ermutigend. Es zeigt: Hey, Papa (oder mein Mann) ist stark. Er hält es aus, über meine Angst zu sprechen. Er kann damit umgehen, ich muss nicht verstecken, wie es mir geht. Er kann bei mir bleiben, auch wenn ich gerade Angst habe. Er muss nicht mein Problem lösen. Er traut mir zu und unterstützt mich, selbst zum Held zu werden. So wird er wirklich zu einem Halt. Zum Fels in der Brandung. Das mal nebenbei.

Konnte ich dir ein wenig die Angst vor den Ängsten deiner Mitmenschen nehmen? Vielleicht macht sich ein aufgeregtes und fast schon fröhliches Gefühl in dir breit und du freust dich auf die nächste Gelegenheit, wo du sagen wirst: „Hey, es ist okay, dass du die Angst gerade hast, du bist für mich genauso liebenswert wie ohne."
Stell dir vor: Vielleicht steigst du gerade auf dein Fahrrad und trittst in die Pedale, hast die Angst ‚Hoffentlich wird die Angst des anderen nicht noch viel schlimmer, wenn ich nichts mehr dagegen tue und sie jetzt einfach da sein lasse' auf dem Gepäckträger und radelst mutig um die Ecke.

Und jetzt stell dir vor: Ich schaue dir hinterher, wie du wegfährst. Auf meinem Gesicht jedenfalls macht sich bei der Vorstellung gerade ein Lächeln breit. Gute Fahrt!

KAPITEL 10:

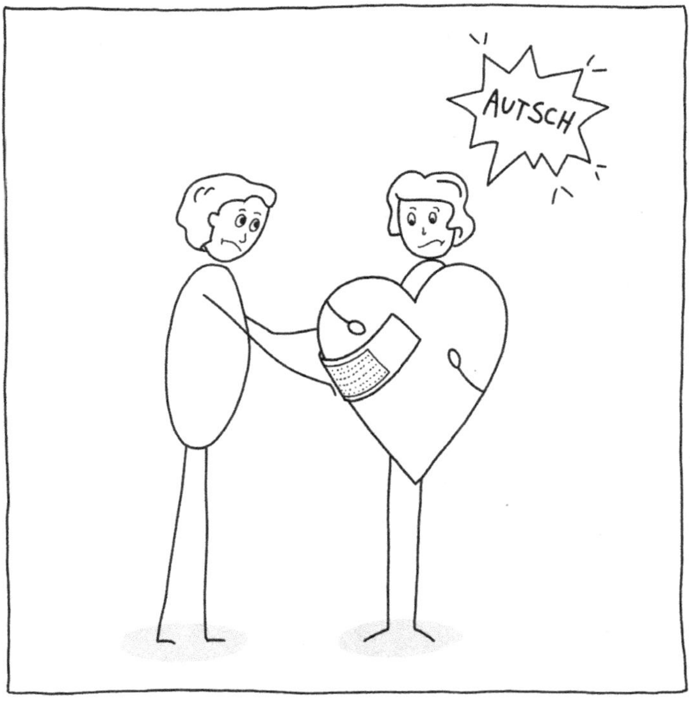

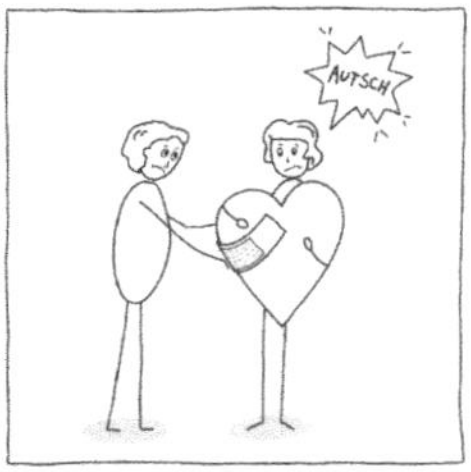

ANDREA'S FINGER KURZ VORM PLATZEN –

Wozu deine Seele manchmal ein Pflaster braucht

„Wollen wir was im Fernseher anschauen?", ruft Markus aus der Küche herüber. Andrea hat Lust und kuschelt sich schon mal aufs Sofa in die beige, große Fleecedecke. Als Markus sich fröhlich und beschwingt neben sie fallen lässt, passiert es. Schmerzhaft verzieht Andrea das Gesicht. Sie beißt ihre Zähne zusammen. Ein leises Zischen entweicht ihr durch den halboffenen Mund: „AUA!" schreit sie auf. *So ein Mist, dieser dämliche Finger.* Markus schreckt hoch. Kerzengerade sitzt er neben ihr. Sie versucht, einmal tief durchzuatmen.

„Tut mir leid", stammelt ihr Mann.

„Sag mal, spinnst du!", entfährt es ihr. „Du hast mir voll wehgetan! Du weißt doch genau, dass mein Finger verletzt ist! Wie kannst du nur so plump sein? Pass doch gefälligst besser auf! Du bist so ein Trampel."

Andrea schießen die Tränen in die Augen. Sie weiß nicht, ob wegen dem Schmerz oder weil es ihr sofort klar ist, dass sie ganz schön heftig reagiert hat. Seit dem Wochenende erwischt sie immer wieder dieser stechende Schmerz, der absolut plötzlich und unerwartet in ihren linken Zeigefinger fährt. Sie erschreckt jedes Mal und zuckt zusammen. So einfache Dinge wie Duschen und Abwaschen kann sie nicht ohne

Schmerzen bewältigen. Wenn sie nicht aufpasst und umständlich versucht, ihren Finger beim Waschen auszusparen, hat sie den Salat. Das Pflaster wird nass und die Wunde darunter brennt sofort. Nur mit Mühe und Not schafft sie es, ihrem kleinen Sohn die Jacke zu schließen. „Ach, so eine Wunde ist echt lästig", sagt sie entschuldigend zu ihm, während sie langsam und mit gestrecktem Finger den Reißverschluss hochzieht.

Am Sonntag beim gemeinsamen Kochen hatte sie sich die Verletzung zugezogen. Es sollte mal wieder schnell, schnell gehen, da ist ihr das Messer abgerutscht. „Schei...ße!!!" hatte sie gebrüllt. Die Hand vor Schmerz geschüttelt und sich schnell ein Handtuch geschnappt, als das Blut auf den Boden tropfte. Für einen Moment überlegte sie sogar, zum Arzt zu gehen. Das sah ziemlich tief aus. Angefühlt hatte es sich, als sei der Finger ab. Boah, dass ein Finger so wehtun kann.
Nach einer kurzen Weile saß sie blass und erschöpft auf dem Sofa. Markus legte ihr liebevoll und nach seinen besten laienhaften Künsten einen kleinen Verband an. Dieser pochende Schmerz!!! Krass, als wenn der Finger jeden Augenblick platzen würde.
Nach ein paar Tagen war es schon viel besser und sie ersetzte den Verband durch ein großes Pflaster. Das war viel angenehmer. Jetzt fiel es auch nicht mehr so doll auf. Weil, dieses „Oh, was hast du denn da gemacht?" konnte sie nicht mehr hören. Um solchen Fragen aus dem Weg zu gehen, versteckte sie ihre Hand manchmal extra.
Nach zwei Wochen konnte Andrea endlich ihr letztes Pflaster abziehen. *Das sieht doch gut aus*, dachte sie sich. *Alles zu, verheilt. Ich muss nur noch ein bisschen vorsichtig bleiben und darf nicht so oft drankommen.* Denn unter den neuen Hautschichten tat es immer noch weh.

Gut gelaunt war sie in den Tag gestartet, erleichtert darüber, sich nicht mehr so einschränken zu müssen. Bis zu dem besagten Moment auf der Couch war alles gut verlaufen.
Ach man, sie wollte ihren Mann nicht so anfahren. Er hat eben kurz nicht dran gedacht, und auch sie war schon so im Entspannungsmodus, dass sie ihre Hand nicht rechtzeitig weggezogen hatte.

„Oh man, stell dich doch nicht so an!", schoss Markus jetzt zurück.
„Du bist 'ne richtige Memme. So schlimm wird's schon nicht sein. Kein Grund, mich so runterzumachen", kontert er.
Andrea weint.
Sie ärgert sich über sich selbst.
Und über Markus.
Dieser dämliche Finger. Es könnte so ein schöner Abend sein. Jetzt ist mir alles vergangen. Dicke Tränen kullern ihr die Wangen runter und traurig wickelt sie sich aus der Decke.
„Ich geh' schlafen, glaub', das ist besser für uns beide", sagt sie traurig.
Erschöpft liegt sie kurz darauf im Bett und starrt an die Decke. *Schöner Mist! Und alles wegen dem Finger. Wegen dem Schnitt. Wegen dem kurzen, unaufmerksamen Moment.*
„Du hast mir voll wehgetan!" hat sie Markus angeschrien. Hm, hat er, ja. Aber irgendwie auch nicht. Ich habe mich geschnitten. Er hat mich ja nicht bewusst verletzt. Er ist ja „nur" an meine Wunde gekommen. Ja, es hat sauwehgetan und ich hatte kurz Angst, dass der Schnitt durch die Wucht wieder aufgegangen ist. Alles von vorne und so ... geht es Andrea durch den Kopf. Ihr Finger pocht wieder wie verrückt.

Verletzungen tun weh

An dieser Stelle vergleiche ich unsere Seele, unser Herz oder unser Inneres, je nachdem, wie wir es nennen, gern mit unserem Körper. Auch in uns gibt es Wunden. Im Lauf unseres Lebens passiert einiges, was wehtut. Es gibt Wunden, die können tiefgehen. Doch auch kleinere Verletzungen hinterlassen ihre Spuren. Es ist schwierig, diese Ereignisse in irgendwelche Kategorien zu packen. Da doch jeder von uns ein unterschiedliches Schmerzempfinden hat. Kinder, die aus der gleichen Familie kommen, zum Beispiel, können eine Trennung der Eltern unterschiedlich verarbeiten. Das eine Kind leidet massiv darunter, während das Geschwisterkind recht gut klarzukommen scheint.
Wie stark dich eine Verletzung trifft und wie lange diese Wunde zum Heilen braucht, ist sehr individuell.

Wenn für dich eine Kündigung ganz schrecklich ist, kann es für deine Freundin eine willkommene Herausforderung sein. Wichtig ist es, niemanden für seinen Schmerz zu beurteilen. Es gibt, nach meinem Erachten, keine Skala, wo wir Verletzungsgrade einteilen können. Auch, wenn es Ereignisse gibt, die ein hohes Verletzungspotenzial haben: Trennungen, Verluste, Unfälle, Fehlgeburten, Einbruch, Affären, Krankheiten, Betrug, Ablehnung jeder Art, Gewalt, Missbrauch ... Dennoch geht mit diesem Potenzial jeder anders um.
Im Vergleich zu diesen schlimmen Dingen wirken kleinere Verletzungen, wie beispielsweise ein böses Wort, eine Ohrfeige, Stubenarrest, Beschämungen, sarkastische Bemerkungen oder Geheimnisse, die ausgeplaudert werden, nichtig dagegen. Sie werden schnell heruntergespielt.
Bitte bewerte nicht, wie andere sich fühlen, was sie trifft und woran sie leiden. Neben dem körperlichen Schmerz war es eine Aussage, die Andrea einen Stich versetzt hat. „Du bist eine richtige Memme." Das hatte gesessen. Sie fühlte sich schlecht. Es hat doch so wehgetan. War sie zu empfindlich? Sollte sie sich noch mehr zusammenreißen? War sie für Markus wirklich zu zimperlich?
Gleichzeitig verletzte sie Markus aus ihrem Schmerz heraus:
„Du bist so ein Trampel."

Wenn unsere Seele Verletzungen erlebt, dann braucht sie auch ein Pflaster. Ähnlich wie bei Andrea's Finger. Einfach weitermachen wie bisher geht dann nicht. Die Wunde braucht Versorgung. Und da ist es egal, ob ich mir die Wunde selbst zugefügt habe oder ob andere mir den „Schnitt" verpassten. Manchmal passieren diese Dinge ja wirklich aus Versehen. Ich würde sogar sagen: Oft passieren Verletzungen zwischen Menschen aus Versehen. Aus Unwissenheit, Unachtsamkeit und Hilflosigkeit.
Einfach weitermachen kann zu Entzündungen führen und alles verschlimmern. Bei der Schnittwunde von Andrea ist klar: Sie muss jetzt vor Dreck geschützt werden. Der Finger muss entlastet werden. Er braucht jetzt Zeit und Ruhe zum Heilen.

Ist es nicht faszinierend, wie unser Körper sich selbst regenerieren kann? Ein Wunder, wenn du mich fragst. Zuerst fließt das Blut und spült alle Bakterien aus, reinigt und desinfiziert. Dann verhärtet sich das Blut und gerinnt. Ein natürlicher Verschluss. Einfach gigantisch. Und dann bildet sich Tag für Tag neue Haut. Der Körper sagt einfach: „Okay, dann machen wir neue Haut. Neue Haut bitte an den linken Zeigefinger."
Auch unsere Seele hat diese Selbstheilungskräfte. Unser Herz kann sich erholen. Innere Wunden können sich schließen. Ja, manchmal bleibt eine Narbe. Eine Narbe, die wir sehen und spüren. Sie ist da und gehört zu uns. Sie ist ein Zeichen unserer Geschichte geworden. Doch der große Unterschied ist, dass diese Narbe nicht mehr wehtut.
Ich habe mir als 12-jähriges Mädchen den rechten Arm ziemlich kompliziert gebrochen. Seitdem habe ich eine ca. 15 cm lange Narbe. Ich kenne mich fast nicht anders. Sie ist so normal und gehört zu mir. Ich denke nur daran, wenn wieder mal jemand erstaunt fragt: „Oh, was hast du denn da gemacht?"

Heilung braucht Zeit

Auch Andrea's Finger wird vernarben. Bald ist nur noch die weiße Stelle sichtbar, die mal sehr geschmerzt hat. Es wird kein Problem mehr sein, wenn sie sich den Finger stößt oder jemand anderes aus Versehen daran kommt. Doch, bis es soweit ist, braucht es Zeit – Heilungszeit. Pflege, gute Wundversorgung.
Ebenso benötigen innere Wunden Achtsamkeit und Geduld.
Und was es zusätzlich noch braucht, ist Kommunikation.
Im Gegensatz zu einer körperlichen Wunde können wir seelische Verletzungen und Wunden nicht sehen. Es gibt keinen Verband, keinen Gips und auch kein Pflaster.
Bei einem Beinbruch ist klar, es geht nicht so weiter wie gehabt. Damit wirst du nicht auf eine Wanderung gehen oder den Garten umgraben. Wir geben uns Zeit und halten das verletzte Körperteil ruhig.
Genauso dürfen wir auch mit inneren Verletzungen umgehen. Wenn

du dich gerade von einer schweren Zeit erholst oder innere Wunden heilen lässt, dann braucht es manchmal Abstand zu bestimmten Personen. Es braucht weniger Stress und mehr Ruhe. Es benötigt Gespräche, die reinigen, trösten und entlasten.
Dann wirst du merken, wie du bald den Verband durch ein leichteres Pflaster ersetzen kannst. Bald kannst du selbst das weglassen. Ab und zu tut es noch weh, wenn du dich daran stößt. Doch es kommt der Tag, da ist das Einzige, was dich an diese Verletzung erinnert, eine Narbe. Dann kannst du entspannt erzählen: „Ja, da war mal was …"
Vielleicht geht es dir dann wie Andrea, die seitdem vorsichtiger mit ihrem Messer umgeht. Eine gewisse Wachsamkeit und Skepsis ist geblieben, die nicht verkehrt ist.

Keiner weiß, was du mitbringst. Keiner kennt deine wunden Stellen und wie weit der Heilungsverlauf ist.

Ich will dir, passend dazu, eine Geschichte erzählen.
Marie ist in einer glücklichen Beziehung. Sie liebt ihren Freund und ist sicher: Das ist der Mann fürs Leben. Sie verstehen sich richtig gut und schmieden gemeinsam Zukunftspläne. Doch eine Sache quält sie. Innerlich spürt sie eine große Angst, ihr Freund könnte sie verlassen. Sie ist schnell eifersüchtig und beginnt, ihren Freund zu kontrollieren. Sie fragt nach, wie sein Tag war, was er so gemacht hat. Wenn ihr seine Antworten nicht reichen, bohrt sie nach. Manchmal schielt sie auf sein Handy. Als er dann zufällig eine alte Freundin trifft, eskalierte es. Marie ist verletzt. Sie macht ihm Vorwürfe und unterstellt ihm: „Du liebst mich nicht. Du betrügst mich."
Ihr Freund versucht, sie zu beruhigen, und erklärt ihr die Situation und wie sehr er sie liebt. Doch seit diesem Tag ist irgendetwas anders. Wie eine dunkle Wolke, die über beiden schwebt. Schluchzend bricht es aus Marie heraus: „Du bist wie mein Vater." Das war der Beginn von Maries Heilungsprozess. Sie erinnerte sich daran, wie ihr Vater sie und ihre Mutter verlassen hatte. Sie erinnert sich noch an den Tag, als ihre Mutter verzweifelt am Küchentisch saß und zu ihrem Mann sagte: „Das hätte ich dir nie zugetraut." Und genau dieser Satz ging Marie immer

wieder durch den Kopf. Sie konnte sich einfach nicht vorstellen, dass ihr Freund sie hintergeht. Doch in dem Moment, in dem er seine Ex-Freundin traf, brach
Maries alte Wunde wieder auf. Diese alte Wunde wurde nie wirklich desinfiziert und gesäubert. Der Schmutz von damals steckte noch drin. Als ihr das bewusst wurde, konnte sie heilen. Marie fand Worte, um ihrem Freund davon zu erzählen. Gemeinsam sind sie den Weg gegangen. Wie du dir vorstellen kannst, war es für ihren Freund hilfreich, davon zu erfahren. Er wusste nicht, wie verletzlich Marie an dieser Stelle war. Sie war nicht verrückt, übertrieben oder unnormal. Es ist absolut verständlich, dass sie so reagiert hat. Das war ein echter, realer Schmerz. Ihr Schmerz – von damals. Der Schmerz galt nicht ihrem Freund. Sondern ihrem Vater.
Marie hat tatsächlich einen wundervollen Mann an ihrer Seite. Und in dieser Beziehung konnte sie ihr Herz Stück für Stück heilen.

Es geht nicht darum, dass wir uns komplett verstellen und jemanden mit Verletzungen dauerhaft schonen oder schützen sollten. Für Marie hat das Verständnis ihres Freundes vollkommen gereicht. Sie hat erlebt, dass er sie verstehen konnte. Sie erlebte, dass er sie mit ihrer Geschichte immer noch liebt und nicht verlässt. Sie durfte ihre Verletzung zeigen. Sie konnten über diese Situationen sprechen und beide haben verstanden, es braucht jetzt ein Pflaster. Reden hilft. Reden ist die beste Wundversorgung. Es ging nicht mehr darum, mit wem er sich traf und dass er ihr immer Bericht erstatten sollte, um sie nicht wieder „zu verletzen".
So gewann Marie das Vertrauen wieder, welches sie – als kleines Mädchen – verloren hatte. Diese Wunde auf ihrer Seele war nicht von ihrem Freund. Er ist „nur" aus Versehen drangekommen.

Je näher dir ein Mensch steht, desto verletzlicher wirst du. Klar, er ist näher an deinem Herzen, wo all die verheilten und nicht verheilten Verletzungen liegen. Andere werden uns so nie erleben. Vor Menschen, die uns nicht nahestehen, halten wir vieles zurück.
Markus konnte Andrea nur verletzen, weil er ihr nahe sein wollte und

sich neben sie setzte. Gegenüber auf dem Sessel hätte er die schmerzhafte Stelle nicht getroffen.

Ich habe hier wieder einige Reflektionsfragen für dich. Sie können helfen, Verletzungen aufzuspüren und in deinen Beziehungen zur Heilung beizutragen.

» An welchen Stellen fühle ich mich superschnell verletzt?
» Welche Worte sind für mich ein rotes Tuch?
» Über welche (schlimme) Situation habe ich noch
nie mit jemandem geredet?
» Wo schlucke ich verletzende Bemerkungen runter
und sage nichts?
» In welchen Situationen ziehe ich mich zurück?
» Was war die letzte Situation,
in der ich mir die Tränen weggedrückt habe?
» Wann sage ich sowas wie „Du bist wie XY ...".

Hast du bei diesen Fragen an bestimmte Situationen und Menschen gedacht? Schau sie dir mal genauer an und suche den roten Faden.
So findest du heraus, was da schmerzt, und kannst darüber reden. Allein zu bleiben, macht es nicht besser. Öffne dich. Stehe dazu und sprich darüber. Im Reden wirst du merken, wie Erinnerungen kommen und sich Zusammenhänge zeigen. Verwechslungen und alte Wunden kannst du so erkennen.

Wenn du nicht das Bedürfnis hast, da jetzt irgendwas entdecken zu müssen, ist das völlig okay. Doch vielleicht fällt dir eine Situation ein, die dich immer wieder verletzt. Enttäuscht.
Traurig macht.
Möchtest du diese Situation verändern? Dann schaue sie dir genauer an. Eventuell liegt eine Verletzung dahinter, die deine Fürsorge braucht. Vielleicht ist es hilfreich, darüber zu sprechen, dir Trost zu holen und alten Dreck zu entfernen.

Andrea grübelt noch eine ganze Weile in ihrem Bett. Es tut ihr leid, dass dieser Abend so verlaufen ist. Sie liegt mit pochendem Finger im Bett, während Markus sauer vor dem Fernseher hockt. *So will ich nicht einschlafen* beschließt sie und macht sich auf den Weg ins Wohnzimmer. Markus hört sie die Treppe hinunterkommen. Verweint und mit entschuldigender Mine steht sie in der Tür. Er geht auf sie zu, nimmt sie in den Arm und flüstert leise: „Tut mir leid." „Mir auch", antwortet sie. „So ein kaputter Finger ist einfach beschissen."

Vertraute Beziehungen, vor allem unsere engsten Mitmenschen wie der Partner und die Kinder, geben uns die Möglichkeit, zu wachsen. Sie bringen uns in Kontakt mit unseren verwundeten Stellen. Wir haben zwei Möglichkeiten, darauf zu reagieren: Nehmen wir es als Einladung zum Heilen und Wachsen? Oder verteidigen wir uns, ziehen uns zurück und wollen nichts und niemanden an uns heranlassen?

KAPITEL III.

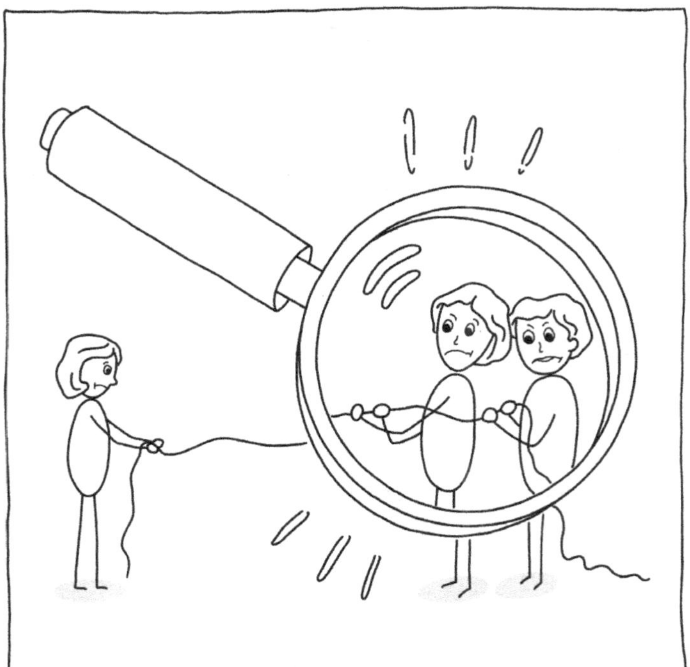

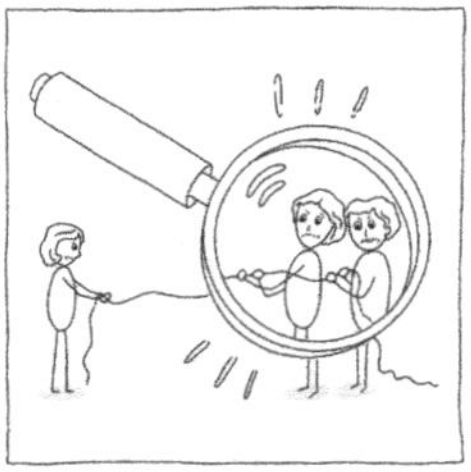

VOLLER ZOOM AUF DEINE ELTERN –

Wie ihr euch auf Augenhöhe begegnen könnt

Es gibt mehr als acht Milliarden Menschen auf dieser Welt. Eine unvorstellbar große Menge. Kennst du diese animierten Filme, in denen du aus großer Entfernung auf die Erde schaust? Zuerst ist sie nur ein kleines Pünktchen. Nach und nach wird herangezoomt. Die Umrisse sind immer deutlicher zu sehen, bis du schließlich unsere Erdkugel erkennst. Der Zoom holt ein Land in den Fokus. Berge, Meere und Städte werden sichtbar. Immer klarer siehst du Felder, Straßen und Häuser. Je nachdem, wo die digitale Reise hingeht, tauchst du allmählich in einen Ort ein, in dem du jetzt Autos, einzelne Bäume, Menschen und Tiere erlebst. Stell dir vor, der animierte Film zoomt jetzt auf dich. Wie du mein Buch hier liest. Du sitzt genau jetzt mit diesem Buch gerade auch auf einem kleinen Fleck dieser Welt, hast es dir gemütlich gemacht und bist gespannt, was in diesem Kapitel wohl kommen wird.

Doch du bist nicht allein auf diesem Planeten. Hier leben zig Menschen. Sie gehen tagein, tagaus ihre Wege. Soooo viele Menschen. Überall. Mich packt immer die Vorstellung, dass dieser Erdball voll mit Menschen ist. Es leben die unterschiedlichsten Kulturen und Völker zusammen, verteilt auf den Kontinenten.

Doch egal, auf welchem Stück dieser wundervollen Erde du lebst, du hast eine Beziehung, die jeder hier hat. Die Eltern-Kind-Beziehung. Mit ihr wirst du geboren, ohne sie gäbe es dich nicht.
Von den acht Milliarden Menschen gibt es (in den meisten Fällen) nur zwei Menschen, die sich deine Eltern nennen. Zwei Menschen, deren Kind du geworden bist.
Ich weiß nicht, wie deine Beziehung zu deinen Eltern war und wie sie gestaltet wurde. In meinen Coachings kommen wir häufig darauf zu sprechen. Immerhin ist es die erste und damit auch die prägendste Beziehung.
Solange du klein bist, ist vieles klar. Die Eltern sind die Eltern und die Kinder sind die Kinder. Verantwortung, Aufgaben, Rechte und Pflichten übernahmen deine Eltern für dich. Wie gut sie das gemacht haben oder ob sie es überhaupt getan haben, weißt du besser als ich.

Du hast sicher sehr schöne Erinnerungen an diese Zeit. Erinnerungen an tolle Urlaube, Kuschelzeiten und gemeinsame Situationen, in denen ihr euch ganz nahe gewesen seid. Tage, an denen es dein Lieblingsessen gab, du Geburtstagsgeschenke ausgepackt hast oder ihr im Pool geplanscht habt. Du erinnerst dich vielleicht an die Gute-Nacht-Geschichten und das Raufen auf dem Sofa.
Mit Sicherheit hast du auch Erinnerungen, die deine Seele ganz unten vergraben hält. Schmerzhafte Momente, traurige Momente, einsame und hilflose Momente. Zeiten, in denen du dich so gar nicht verstanden gefühlt hast. Vielleicht hattest du sogar manchmal Angst vor deinen Eltern.
Es ist verständlich, dass deine Seele dich vor diesen Erinnerungen schützen will. Es ist schlimm, wenn ein Kind von den Menschen, die es schützen und versorgen sollten, verletzt oder vernachlässigt wird.

Ich glaube, du spürst, wie krass diese Beziehung dein Leben beeinflusst hat. Und möglicherweise noch tut.

Eltern sind eben nicht irgendwelche Menschen. Sie können dich aufbauen, stärken, lieben und reifen lassen. Du fühlst dich bei ihnen geborgen und angenommen. Aber sie können dich auch zerstören. Sie können dazu beitragen, dass du unsicher wirst, deinen eigenen Wert nicht sehen kannst und emotional unreif bleibst.
Keiner von uns hat perfekte Eltern. Das geht gar nicht und das braucht es auch nicht. Eltern, die nahbar, authentisch, klar und unterstützend sind, sind hilfreich. Dazu gehört auch, Fehler einzugestehen, über eigene Schwächen sprechen zu können und mit sich selbst im Reinen zu sein. Niemand ist fehlerlos. Kein Mensch dieser Welt verletzt niemals einen anderen.

Heute ist ein Tag, an dem du dir ein paar Fragen stellen kannst, aus einer Perspektive, die du wahrscheinlich noch nie auf deine Eltern hattest:

Stell dir vor, du bist mit deinen Eltern nicht verwandt. Stell dir vor, es sind „einfach“ Leute, die du kennst.
Wie findest du sie als Menschen?
Wie geht es dir mit ihrem Lebensstil, ihrer Meinung, ihrem Zuhause?
Wie viel hättest du mit ihnen zu tun?
Bist du begeistert von ihnen?
Magst du ihre Art, ihren Stil, ihr Leben? Würdest du sie gern besser kennenlernen und mal auf einen Kaffee einladen?
Gefällt dir, was sie machen?
Findest du sie freundlich und könntest du dir gut vorstellen, dass sie deine Kinder babysitten?
Oder sind deine Antworten ziemlich ernüchternd?
Vielen geht es so. Nicht selten höre ich: „Oh, ganz ehrlich? Dann hätte ich mit diesen Menschen wenig zu tun.“
Und das ist völlig okay. Du darfst das sagen. Es geht bei diesen Fragen darum, ehrlich mit dir selbst zu sein, das zu erkennen und anzunehmen, was da ist.
Da ist diese Stimme, die dir sagt: „Du bist eine schlechte Tochter. Du solltest ganz anders empfinden, es sind doch deine Eltern, du solltest voller Liebe für sie sein.“

Im Laufe der Jahre habt ihr euch auseinander gelebt. Du hast einen Weg eingeschlagen, der so gar nicht ihrem entspricht. Du hast vielleicht deine eigene Familie gegründet und bist nicht mehr das „Kind“, das du viele Jahre gewesen bist. Eure Weltanschauung und Lebensrealität sind sehr unterschiedlich.
Und dann sind da noch all die unausgesprochenen und unter den Teppich gekehrten Konflikte und Verletzungen der vielen Jahre. Dein Herz hat sich geschützt und eine unsichtbare Mauer aufgebaut. Du fühlst dich nicht so verbunden, wie du es gern wärst. Du hast nicht dieses offene und herzliche Verhältnis, welches du dir wünschst.

Du kennst das sicher, andere reden super positiv von deinen Eltern. Zum Beispiel: Wie nett und aufmerksam sie sind. Dass sie immer für alle da sind, einspringen, wenn irgendwo Not am Mann ist und ihr letztes Hemd geben. Sie erzählen, wie witzig und freundlich sie sind und dass sie nicht geizig sind, wenn es darum geht, etwas zu schenken.
Du fragst dich: „Von wem reden die bitte?“ Du schaust verwundert. Ich musste mich immer selbst um mein Zeug kümmern. Ich fühlte mich oft allein gelassen, wenn ich Hilfe brauchte und das Gefühl hatte, ich bin eine Last. „Das können wir uns nicht leisten“ war der Satz, den du zu hören bekommen hast, wenn du etwas außer der Reihe haben wolltest. Da ist ein Konflikt in dir. Eine Verwirrung, und es fühlt sich seltsam an, nicht das gleiche Positive über deine Eltern sagen zu können.

Du hast mit deinen Eltern bisher nur in der Eltern-Kind-Rolle gelebt. Für dich waren sie immer Autoritäten. Du warst viele Jahre von ihnen abhängig. Und sie waren für dich verantwortlich. Das ist die Basis eurer Beziehung gewesen. Und in den meisten Fällen bleibt das irgendwie so. Keiner löst sich so wirklich von diesem Rollenmuster. Genau das ist meistens der Grund, warum es sich heute schräg anfühlt. Es passt nicht mehr. Es stimmt nicht mehr. Und manches stimmte vielleicht noch nie.

Für eine entspannte und gleichwertige Beziehung zu deinen Eltern ist es notwendig, dass du die Kinderrolle verlässt und deinen Eltern als die erwachsene Person begegnest, die du bist.

Wenn du deine Eltern heute nur in der Elternrolle wahrnimmst, erkennst du sie als Menschen gar nicht wirklich. Diese Möglichkeit tut sich aber auf, jetzt, wo sie nicht mehr für dich verantwortlich sind und du nicht von ihnen abhängig bist.

Weißt du, Verwandtschaft allein reicht nicht für eine vertraute und entspannte Beziehung.

Die Voraussetzung für jede gute Beziehung ist Augenhöhe! Und diese Augenhöhe ist in familiären Rollen oft nicht so einfach. Vor allem entsteht diese Beziehung auf Augenhöhe nicht automatisch, nur, weil du erwachsen wirst. Deswegen widme ich dieses Kapitel dem Thema dieser wichtigen Beziehung.
Was kannst du als erwachsene Tochter oder erwachsener Sohn tun, um mit deinen Eltern auf Augenhöhe zu leben? Als erwachsene Menschen, die respektvoll und gleichwertig miteinander umgehen.

Löse dich mal für einen Moment von dem Gedanken, das sind doch meine Eltern ...
Schau dir diese Menschen an:

» Was mögen sie?
» Was macht ihnen Freude?
» Was ist ihnen wichtig?
» Wie verbringen sie ihre Zeit?
» Was haben sie in ihrem Leben erreicht?
» Wie wollen sie heute leben?
» Mit wem umgeben sie sich?
» Wovon träumen sie?
» Sind sie glücklich?

Was bringt dieser Blickwechsel?
Er soll Abstand bringen. Mal aus dieser engen, unverrückbaren Eltern/Kind-Ebene herauszoomen und einen Blick zulassen, den wir sonst oft nicht sehen. Der Blick auf die Person. Auf den Menschen, der hinter deiner Mutter, hinter deinem Vater steht.

Diese Sicht auf deine Eltern verändert schon etwas in dir. Du erlaubst dir, sie als Erwachsene zu sehen. Du machst dir bewusst, dass sie mehr als deine Eltern sind. Deine Eltern zu sein, ist nur ein Teil ihres Lebens. Doch für dich war es die einzige Perspektive.
Elterliche Liebe und Verantwortung ist etwas, das einen großen Teil ihres Lebens ausgemacht hat. Für diese Fürsorge haben sie sich entschieden. Diese Aufgabe ist für alle Eltern freiwillig. Es beginnt ohne jede Bedingung an das Kind. Es wird keinerlei Gegenleistung erwartet. Diese Fürsorge kannst du dir vorstellen wie diese unsichtbare Nabelschnur, die Leben in dich hineingepumpt hat. Viele Jahre erhält sie dich am Leben und ermöglicht dir, zu wachsen.

Und als Erwachsener brauchst du diese nicht mehr. Du bist groß. Du funktionierst inzwischen ohne diese enge Verbindung. Wenn du oder deine Eltern diese Schnur jedoch noch nicht gelöst haben, fühlt es sich jetzt an wie eine Kette. Etwas, was dich immer noch festhält. Was verhindert, dass du dich wegbewegst, dein Leben ausweitest und auf eine unabhängige Beziehung zu deinen Eltern leben kannst.

Diese aufopfernde Liebe ist einmalig und sie findet – in dieser Art – nur zwischen Eltern und ihren Kindern statt.
NICHT UMGEKEHRT.

Kinder empfinden für ihre Eltern nicht das Gleiche! Es geht in der Generationslinie nicht „nach hinten".
Also bitte erwarte von dir nichts, was du nicht empfinden kannst. Die Liebe, die deine Eltern dir gegeben haben, bedarf keiner Wiedergutmachung. Du kannst das nicht ableisten oder zurückgeben. Du bist ihnen nichts schuldig!

Manchmal fühlst du dich verantwortlich, diese Liebe, Zuwendung, Aufopferung zurückzugeben, aufzuwiegen ...
Du fühlst dich lebenslänglich verpflichtet und verantwortlich, um so deine Wertschätzung auszudrücken. Doch das ist nicht deine Aufgabe. Das kannst du niemals schaffen.

Ich weiß von Menschen, die sogar nach dem Tod der Eltern immer noch das Gefühl haben, etwas schuldig zu sein. Sie wollen immer noch den Eltern gefallen und sie stolz machen.
Ein vergeblicher Kampf.

Für manch einen ist die Dankbarkeit den Eltern gegenüber eine Wertschätzung, die sie freisetzt und hilft, sich nach vorne zu bewegen. Das Leben zu leben, das sie leben wollen.

Für andere ist diese Dankbarkeit ein Problem, denn oftmals erwarten Eltern auch unbewusst diese Dankbarkeit für all das, was sie gegeben haben.
Im schlimmsten Fall fordern sie es sogar ein.
Sie warten jahrelang auf etwas, was nicht kommen wird. Und dabei verpassen sie die tolle Möglichkeit, eine entspannte und wertschätzende Zeit mit ihren erwachsenen Kindern zu verbringen. Es liegt immer etwas in der Luft. Unausgesprochen. Drückend.

Diese Erwartung oder Verpflichtung zerstört all das, was die Eltern gegeben haben – diese bedingungslose Liebe.

In diesem Fall versuchen Kinder entweder der „Schuld" gerecht zu werden und tun alles, was die Eltern erwarten und glücklich macht.
Oder sie weisen alles zurück und wenden sich ab. Es gibt auch Familienverhältnisse, da ist eine radikale Distanz nötig, um gesund zu werden oder erwachsen sein zu können. Darum soll es hier aber nicht gehen.

In den meisten „schrägen" Kind-Eltern-Beziehungen ist es heilsam, einen gewissen Abstand zu wahren und bewusst die Erwachsenenposition einzunehmen. Dadurch weicht eine unterschwellige Anspannung und auf dieser Ebene kann etwas Neues entstehen – eine Beziehung auf Augenhöhe. Ohne Druck und mit Wertschätzung.

Elterliche Hingabe ist ein Geschenk, kein Tauschhandel.

Wenn du allerdings noch immer um die Bestätigung, den Zuspruch und das Wohlwollen deiner Eltern kämpfst, wird es schwer für dich, eigene Entscheidungen zu treffen.
Du bist heute für deine Entscheidungen verantwortlich und nicht deine Eltern. Trainiere deine Eigenverantwortlichkeit.

Nicht mehr die Eltern kennen dich besser als du selbst, sondern du kennst dich jetzt besser. Du hast bereits viele Erfahrungen ohne deine Eltern gesammelt. Du hast eigene Entscheidungen getroffen, neue Freundschaften geknüpft und lebst nicht mehr unter dem Dach und den Lebensvorstellungen deiner Eltern.
Nicht mehr ihre Meinung ist automatisch die entscheidende. Nicht mehr sie wissen, was du brauchst, und sind dafür zuständig, dir das zu geben (was sie oft einen hohen Preis gekostet hat).

Lass die Erwartung an sie los!

Schneide du von deiner Seite die Nabelschnur durch. Entlasse deine Eltern aus dem Druck, dich immer noch bestätigen zu müssen.
Diese Abnabelung schafft Freiwilligkeit in eurer Beziehung.
Du bist ihnen nichts schuldig und sie dir auch nicht! Du bist erwachsen, ihr Erziehungsauftrag ist erledigt.
Alles, was ihr jetzt füreinander tut, ist freiwillig.
Du darfst schauen, was du mit ihnen teilen möchtest und was nicht.
Die Zeiten, wo sie alles wussten und mitbestimmt haben, sind längst vorbei.

Das ist entlastend für sie. Und für dich.

Für dich heißt es, weiterzugehen. Mit allem, was war, und allem, was fehlte. Nimm mit, was dir guttat, was heute noch nützlich für dich ist. Doch, lass auch los, was dich noch bindet und zurückhält.
Wenn du dir jetzt überlegst, deinen Eltern als Erwachsene oder Erwachsener zu begegnen. Als zwei Menschen, auf die der Zoom gerichtet wurde. Zwei Menschen, die auf dieser großen Welt ihren Platz

ausfüllen. Wie kann das aussehen? Was für Entscheidungen bringt das mit sich? Löst das eher den Wunsch nach mehr, neuer Begegnung aus? Oder eher das Bedürfnis, auf Abstand zu gehen? Beides ist okay und eine erwachsene Reaktion.

Deine Eltern sind zwei Menschen von über acht Milliarden Menschen, und ja, sie spielten eine große Rolle in deinem Leben. Doch jetzt bist du der Regisseur und entscheidest, was in deinem Lebensfilm gespielt wird.

KAPITEL 12:

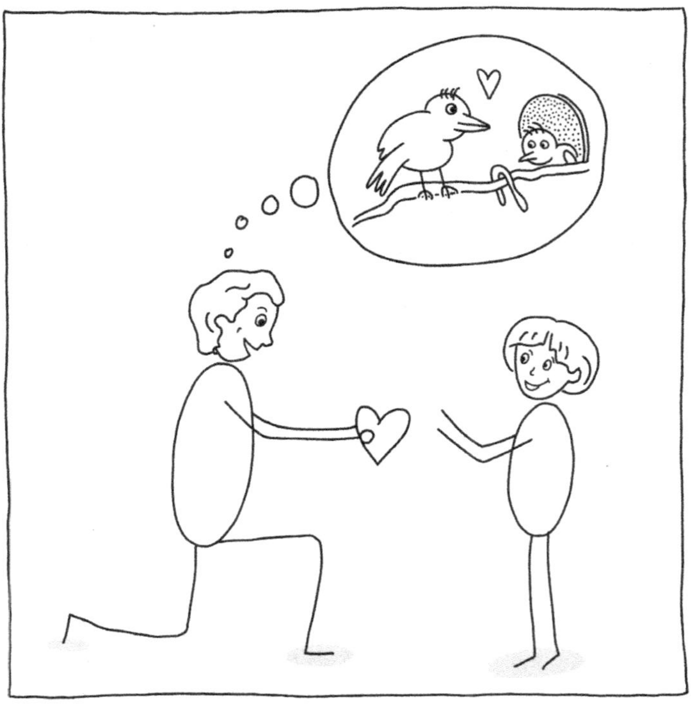

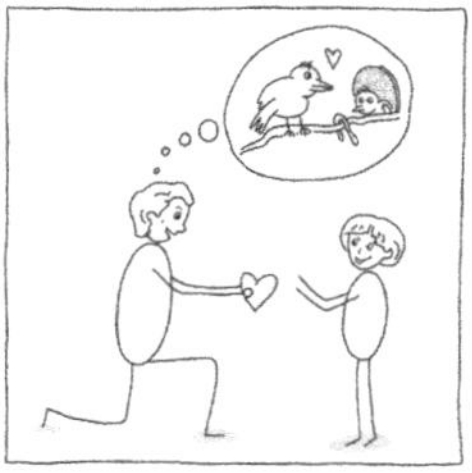

EUPHORIE IM VOGELNEST –

So gelingt eine gute Beziehung zu deinen Kindern

Gebannt starre ich auf den Fernseher. Ich halte die Luft an und will keinen Moment wegschauen. Jeden Augenblick ist es soweit. In einem ausgehöhlten Baumstamm sitzt eine Kohlmeisenmama in ihrem Nest. Fasziniert und andächtig erlebe ich mit, wie kleine nackte Knäuele, bedeckt mit einem weichen Flaum, den Weg durch die Eierschale freipicken. *Es ist ihre erste große Aufgabe*, geht es mir durch den Kopf. Ganz schön große Sache für so kleine Wesen. Warum hilft die im Vergleich so riesig und stark wirkende Mama nicht nach? Seelenruhig betrachtet sie diesen wundervollen Vorgang. Nach und nach pellen sich ihre fünf Küken aus der Enge. Befreien sich von ihrem bislang schützenden Panzer und wühlen sich in das so liebevoll gepolsterte, weiche Nest ihrer Eltern. Sofort beginnt das Kohlmeisenpärchen, ihre Jungen zu versorgen. Abwechselnd fliegt einer aus, um Nahrung zu suchen, der andere bewacht das Nest, zupft die Halme und Gräser zurecht, befreit die Kleinen von Ungeziefer und wärmt die Höhle. Es ist so ein schönes Bild. Diese süße Vogelfamilie löst in mir ganz neue Gedanken aus. Wie selbstverständlich, intuitiv und umsichtig sie ihre neue Aufgabe als Elternpaar leben. So gern würde ich mit ihnen reden können, mich

austauschen über das Elternsein und mir den ein oder anderen Tipp geben lassen.
Es dauert nicht lang, da ist der Flaum den Federn gewichen und die kleinen ach so piepsigen Vögelchen haben sich zu willensstarken, kräftigen Rackern entwickelt. Sie tapsen im Nest umher, schubsen sich und scheinen fast überrascht ihre kleinen Flügel zu entdecken. Da wächst doch etwas. Die Eltern haben nun allerhand zu tun. Die Jungen brauchen ständig Futter, sind quirlig und beginnen schon, fleißig mit ihren zarten Flügelchen zu schlagen. Ein Gerangel in diesem Nest. Schmunzelnd denke ich an die Ruhe, die dieses Nest ausgestrahlt hat, als der Film begann. Davon ist gerade nichts zu spüren.
Mir gefällt, dass die Jungen im sicheren Nest üben dürfen. Bevor sie flügge werden, lernen sie ihre Flügel kennen. Sie flattern umher, und während ich darüber nachdenke, erklärt der Kommentator der Dokumentation, wie wichtig dieses Üben ist. Es ist ein lebensnotwendiges Training. Die Muskeln werden gekräftigt und die Flügel erweitern immer mehr ihre Spannkraft. Ich staune mit offenem Mund. So krass, sie brauchen diese Vorbereitung im sicheren Nest, damit sie, wenn sie nach draußen fliegen, kräftige Flügel haben, die sie durch die Lüfte tragen. Den Kleinen gelingt es immer besser, sich in der Luft zu halten. Sie fliegen im hohlen Stamm auf und ab. Ich spüre richtig den Drang, der in ihnen entsteht. Der Drang nach draußen. Mehr Platz, mehr Weite, mehr Freiheit.
Aufgeregt flattern die Kohlmeiseneltern mit dem Futter vor der kleinen Öffnung im Baumstamm. Sie bringen das Futter nicht mehr hinein, wie die ganzen letzten Wochen. *Das kann nur eines bedeuten*, denke ich mir: Sie wollen ihre Kinder nach draußen locken. Die Aufregung der Eltern überträgt sich auf mich. Ich starre auf das Baumloch. *Werden sie rauskommen? Wo bleiben sie? Haben sie Angst? Was wird passieren? Wer kommt zuerst? Wie geht es draußen weiter? Ist jetzt der Abschied gekommen?* Mein Puls rast. Ich fühle mit den Eltern mit. Auf der einen Seite denke ich: *Sie haben sich jetzt wirklich eine Pause verdient, etwas Ruhe, ein stilles Nest.* Doch andererseits kommt Wehmut in mir auf: *Soll das jetzt das Ende sein? War das jetzt alles, was sie von ihren Kindern hatten? Bleiben sie allein zurück?*

Sie geben nicht auf. Die Eltern fliegen unruhig vor dem Baumstamm herum, sie zwitschern und rufen vom Ast aus ihre Jungen. *Ach, wenn ich nur die Vogelsprache verstehen könnte.* Ich will so gern wissen, was man seinen Kindern ermutigend zuruft, um sie in die große weite Welt zu locken.

Da!
Ich rücke instinktiv auf dem Sofa etwas nach vorn. Mein Herz pocht. Das erste Kohlmeisenkind zwängt sich durch das Baumloch. Ich bibbere mit den Eltern mit. Was für ein Tag. Was für eine Euphorie in der frischen Waldluft. Hätte ich die Dokumentation gedreht, hätte ich jetzt epische Musik eingespielt. Hach, was für ein Moment. Ich wäre so gern dabei und würde den Eltern ein Highfive geben.

Leise flüstere ich dem Jungen zu: „Gleich bist du durch. Nur noch ein kleines Stück." Ich sehe, dass es für das Vogelkind gar nicht so leicht und schnell geht, wie es bei den Eltern die ganze Zeit aussieht. Sie sind, schwups, einmal raus und wieder rein. Das Junge quält sich, muss immer wieder versuchen, den kleinen Körper samt Flügeln und Füßchen durch das Holz zu schieben. *Die nächste große kraftaufwendige Aufgabe*, denke ich. Ich bin fasziniert. Da ist niemand, der schubst, schiebt oder zieht. Die Eltern scheinen da ganz klar zu sein. Das hier, das ist nicht ihre Aufgabe. Das muss jeder für sich meistern. Während ich noch darüber nachdenke, wie sicher die beiden erscheinen, plumpst ein mutiges und cleveres Tierchen auf den Ast vor dem Nest. Ups. Da hockt es. Leicht verdattert und etwas schwummrig rappelt es sich auf und stellt sich auf seine dünnen Beinchen. Ich atme erleichtert auf. Schließlich ist das Nest nicht gerade in Bodennähe, und ich wollte mir nicht vorstellen, was passiert, wenn das Junge auf den Boden fällt. Ermutigt von dem mutigen Vorreiter machen sich jetzt auch die anderen Geschwister auf den Weg nach draußen. Nach vielen Versuchen und kleinen Verschnaufpausen schafft es schließlich die ganze Kohlmeisenfamilie, das sichere Nest zu verlassen. Sie verschwinden in den Weiten des Waldes. Einige von ihnen sind direkt weitergeflogen, manche haben sich auf dem Ast erst mal erholt und umgeschaut.

Ich drücke die Pause-Taste. Das muss ich erst mal wirken lassen. Was hier innerhalb von wenigen Minuten ablief, dauerte, so die ruhige Männerstimme, meist zwischen zwei bis vier Wochen. Und nach dem ersten Ausfliegen werden die flüggen Kinder noch ca. zehn Tage mit Nahrung zusätzlich durch die Eltern versorgt.

In mir macht sich ein wohliges Gefühl breit. Ich mag das Bild und die Geschichte der Vogelfamilie. Schon immer rede ich selbst vom Nestbautrieb, der bei mir in jeder Schwangerschaft sehr deutlich zu spüren war. Ich mag den Spruch von Johann Wolfgang von Goethe: „Zwei Dinge sollten Kinder von ihren Eltern bekommen: Wurzeln und Flügel."
Eltern werden.
Mama werden.
Papa werden.
Eine besondere Erfahrung.
Schon, bevor dein Baby da war, hast du angefangen, ein Nest zu bauen. Du hast alles vorbereitet, dir Gedanken gemacht, was dieses kleine neue Wesen alles brauchen wird und in deiner Wohnung Platz geschaffen. Platz für einen neuen Menschen. Ein Mensch, den du noch in dir trägst.
Spätestens an dem Tag, als du Mama geworden bist und euer Baby deinen Körper verlassen hat, dreht sich plötzlich alles um dein Kind.
Du bist ständig beschäftigt. Füttern, anziehen, spielen, waschen, hochheben, hinlegen und spazieren fahren zehren an deinen Kräften.
Auch die Zeit, dein Baby mal in andere Hände zu geben und dich auszuruhen, gehört dazu. Du liebst diesen Mensch und würdest alles für ihn tun. Das erste Lächeln, die ersten Schritte, das erste Wort ... all das erweicht dein Herz. Muttergefühle.
Später, wenn dein Kind älter ist, kommen die ganzen Termine und Verabredungen hinzu.
Du kümmerst dich um den perfekten Kitaplatz und gibst alles, damit dein Kind fit für die Schule wird. Du spürst genau, wie es deinem Kind geht. Du kennst jeden Blick, und erkennst am Klang der Stimme schon, was los ist. Keiner kennt dein Kind so gut wie du. Du fühlst und denkst ständig mit deinem Kind mit.

Du flitzt noch schnell hinterher, wenn der Turnbeutel oder die Brotdose vergessen wurde, und machst dir große Sorgen, wenn die Noten mal nicht so toll sind.
Es geht dir schlecht, wenn es deinem Kind schlecht geht, und die permanente Sorge, keine gute Mutter zu sein, treibt dich an, mehr zu tun.

Wenn dann dein Kind wütend auf dich ist, respektlos mit dir redet oder einfach von dir in Ruhe gelassen werden will, bist du sehr traurig und enttäuscht. Du fühlst dich hilflos und ohnmächtig. Das darf doch nicht wahr sein! Du meinst es doch nur gut. Du wünschst dir ein herzliches und offenes Verhältnis zu deinem Kind, und irgendwie fühlt es sich gerade alles andere als gut an.
In dir steigt die Sorge auf, dass das vielleicht nur noch schlechter wird und du den Draht zu deinem Kind irgendwann ganz verlierst.
Diese Gedanken sind ganz verständlich, und sie zeigen ja auch, wie sehr du dein Kind liebst und wie wichtig dir eine gute Beziehung ist.

Damit die Verbindung zwischen euch nicht kaputtgeht, braucht es eine ganz wichtige Voraussetzung. Die Basis ist eine Beziehung auf Augenhöhe mit deinem Kind. Mit jedem Jahr, in dem dein Kind selbstständiger und unabhängiger wird, wird sich eure Beziehung und der Umgang miteinander verändern. Das macht dir heute Angst, doch es ist eine wunderbare Zeit, eine neue Verbindung aufzubauen.

Wie gelingt es nun, mit deinen Kindern mitzuwachsen?
Wie gelingt es, dass sie dir vertrauen?
Wie kannst du ihnen helfen, ihre Flügel zu trainieren, dass sie losfliegen?
Wie schaffst du es, dass sie gern mit dir zusammen sind und deine Nestwärme lieben, selbst, wenn sie diese nicht mehr brauchen?

Gleichwertigkeit und Elternliebe

Lass uns an den Anfang gehen. Meistens ist der tiefe Wunsch von Eltern, Liebe zu geben. Eltern lieben ihre Kinder mit besonderer Liebe. Es ist eine Liebe aus freien Stücken. Völlig freiwillig, ohne Bedingung

und Gegenleistung. Eine bedingungslose Liebe. Die einzige Beziehung, die einseitig liebt ohne Gegenleistung, ohne Bedingung. Ohne Geben und Nehmen. Erst einmal.
Da gibst du ganz viel, ohne etwas dafür zu bekommen. Du investierst als erste/erster. Du gibst deine Liebe, deine Fürsorge, deine Zeit, deine Kraft, deine Energie, dein Geld und dein Herz, ohne zu wissen, wohin das führt. Ein Liebesabenteuer, oder?
Bei allen anderen Beziehungen braucht es etwas, bevor oder damit du etwas gibst. Bevor du bereit bist, zu lieben.
Es braucht Sympathie oder etwas, wofür es sich lohnt, in die Beziehung zu investieren.
Es braucht Gründe und Anziehungskraft, damit Liebe wächst.

Kinder müssen die Liebe anderer gewinnen, die ihrer Eltern nicht.
Da ist diese tiefe Liebe, die alles verzeiht, erduldet und sehr viel in Kauf nimmt. Als Baby kannst du dir alles erlauben. Da gibt es Menschen, die für dich alles tun würden. Menschen, die ihr Leben für dich auf den Kopf stellen.
Diese Elternliebe ist wirklich einzigartig. Sie fließt von den Eltern zum Kind. Und an der Stelle kommt auch schon ein wichtiger Punkt. Diese Elternliebe fließt nicht in der gleichen Weise vom Kind zurück.
Lass das mal kurz sacken. Lass dir das auf der Zunge zergehen. Deine Kinder werden dich nicht so lieben können, wie du sie liebst.

Das, was Eltern ihren Kindern gegenüber haben, können Kinder nicht in der gleichen Weise zurückgeben. Wenn du diese Wahrheit erst mal verdaut hast, wird sie deine Haltung zu deinen Kindern für immer verändern. In dir wird sich die unbewusste Hoffnung auflösen, doch mehr zurückzubekommen, als dein Kind dir geben kann. Das ist eine riesige Erleichterung für dein Kind. Du lässt es frei aus der unausgesprochenen Erwartung, dich lieben zu müssen. Dir etwas zurückgeben zu müssen oder all die vielen Opfer, die du gebracht hast, wieder gutmachen zu wollen.

Lass die Illusion platzen

Diese „gleiche" Liebe können sie nur ihren eigenen Kindern gegenüber empfinden.
Das, was Kinder für ihre Eltern empfinden, ist auch Liebe, keine Frage. Doch es ist anders. Für sie ist ja selbstverständlich, dass wir in ihrem Leben sind. Sie wissen, sie gehören zu uns und fühlen sich wie selbstverständlich dazugehörig. Es ist an vielen Stellen eher ein Wissen als bewusstes Lieben. Aus dieser selbstverständlichen Liebe kann Dankbarkeit, Wertschätzung und ein entspanntes Verhältnis auf Augenhöhe entstehen. Im besten Fall sogar eine lebenslange Freundschaft.
Doch das braucht seine Zeit und sollten wir, als Eltern, auf keinen Fall voraussetzen oder einfordern.

Eltern-Kind-Liebe ist nicht ausgewogen. Es herrscht einfach mehr Verkehr in die eine Richtung. Und das ist okay so.
Dein Kind hat sich nicht für dich als Eltern entschieden. Ihr seid „gezwungenermaßen" die wichtigsten Personen in seinem Leben. Es ist abhängig von euch als Eltern. Das ist keine freie Wahl, so wie wir das als Liebespaar zum Beispiel erleben.
Es ist eine Illusion, die viele Eltern haben, dass es ein gleichmäßiges Geben und Nehmen ist. Viele Eltern gehen davon aus, nur, weil wir Familie sind, müssen die Kinder ihnen später voll vertrauen, sie lieben, helfen, alles teilen und die Eltern in allem um Rat fragen. Manchmal warten Eltern ein Leben lang auf die Dankbarkeit der Kinder. Auf das „Zurückgeben". Eltern wünschen sich, dass die Kinder immer wieder zum Nest zurückkehren und sorgen für Lebendigkeit und Wärme. Sie wollen, dass ihre Jungen erkennen, was für eine Arbeit und Liebe in diesem Nest steckt. Doch das ist nicht die Aufgabe der Kinder. Ihre Aufgabe ist es, ihren Weg in die Welt zu finden. Ihre Flügel zu trainieren und unser Nest als Sprungbrett zu nutzen.

Für ein gesundes Selbstwertgefühl des Kindes ist es sehr wichtig, dass es von Anfang an spürt: Meine Eltern lieben mich aus freien Stücken, ohne Bedingung und Gegenleistung. Wenn es weiß: Ich bin angenommen, genauso wie ich bin. Dann wird es daraus ein offenes und

starkes Selbstbewusstsein entwickeln können. Das ist es, was ihm später ermöglicht, auch freiwillig und aus einem ehrlichen Herzen Liebe, Wertschätzung und Dankbarkeit zu geben.
Das Gegenteil allerdings, wenn Annahme an Bedingungen geknüpft wird, zerstört diese gesunde Beziehung. Sollte dein Kind oft „Wenn du …, dann …“ oder „Nur, wenn du machst, was ich sage, …“ hören, wird es verunsichert. Es weiß nicht, ob es okay ist, wie es ist. Und es beginnt, etwas zu tun, um geliebt zu werden. Es versucht, sich die Liebe zu verdienen, und glaubt, etwas leisten zu müssen, um dazuzugehören.
Dein Kind versucht, dir mit seinem Verhalten zu zeigen, dass es dir gefallen will. Es möchte, dass es dir gutgeht und du glücklich bist. Also fühlt es sich für dich verantwortlich. Kinder bekommen dann schnell Schuldgefühle, wollen alles zurückgeben, schaffen das aber nicht. Dann opfern sie sich auf, machen nach außen alles brav mit, aber innerlich gehen sie immer mehr in den Rückzug.

Manche Kinder kehren ihren Eltern sogar komplett den Rücken. Was sehr schade, aber wohl nötig ist. Kinder sind nicht für das Wohl ihrer Eltern zuständig. Diese Richtung ist entgegen der natürlichen. Nämlich, dass wir Eltern so lange verantwortlich für die Kinder sind, bis sie für sich selbst die Verantwortung übernehmen können. Ist das nicht das Ziel?
„Erziehung ist das, was wir tun können, um unsere Kinder dabei zu unterstützen, glücklich zu werden“, sagt Jorge Bucay. Darin steckt sehr viel Wahrheit. Geht es nicht darum, dass dein Kind sich kennenlernt, sich entdeckt und seinen Platz findet?
Geht es nicht darum, dass deine Kinder ihre eigenen Nester bauen? Wenn sie wollen, selbst Familien gründen, in denen sie das weiterreichen dürfen, was du ihnen gegeben hast? Sollen sie diese Elternliebe nicht selbst ausleben und genießen können?

Ich gebe dir hier eine Anleitung, die mir und vielen anderen hilft, mit unseren Kindern eine gute, gesunde Beziehung aufzubauen.

Anleitung für eine freundschaftliche Eltern-Kind-Beziehung auf Augenhöhe

Step 1: Befreie dich von der, meist unbewussten, Erwartung der Dankbarkeit deines Kindes. Mit Druck und Erwartungshaltung machst du alles kaputt, was du mühevoll aufgebaut hast. Es ist nicht die Aufgabe deines Kindes, dir etwas zurückzugeben. Du hast freiwillig geliebt, jetzt gib' deinem Kind die Möglichkeit, dass es auch freiwillig lieben darf.

Step 2: Gehe mit deinem Kind auf Augenhöhe. Du und dein Kind, ihr habt den gleichen Wert. Weder dein Kind ist mehr wert, hat mehr Rechte oder seine Bedürfnisse sind wichtiger, noch deine. In der Familie geht es darum, gemeinsam die Bedürfnisse aller im Blick zu haben. Kein Kind will auf dem Thron sitzen und kein Kind will unterdrückt sein.

Step 3: Gebt eurer Beziehung Zeit. Eure Beziehung besteht aus sehr vielen Phasen und Abschnitten. Zu Beginn seid ihr rund um die Uhr zusammen, doch das nimmt nach und nach ab. Im Gegensatz zu der Kohlmeisenfamilie hast du viel Zeit. Euer Verhältnis entwickelt sich innerhalb von vielen Jahren. Dieser Blick hilft, Abstand zum Heute zu bekommen. Jeden Tag kannst du etwas tun, um deinem Kind zu zeigen, dass du es liebst so wie es ist. Jeden Tag kann es im sicheren Nest, also zu Hause, trainieren. Das hilft ihm, Stück für Stück stärker und mutiger zu werden. Selbst, wenn dein Kind schon aus dem Haus ist, kannst du ihm zeigen, dass du es freigibst und nicht von ihm abhängig bist. Du hast deine Aufgabe als Mama oder Papa erfüllt, dein Erziehungsauftrag ist beendet.

Step 4: Das A und O für ein gutes Verhältnis ist, deinem Kind zu vertrauen und zu glauben. Vertraue deinem Kind und seiner Wahrnehmung. Die Aufgabe als Eltern ist es, dem Kind zu glauben. Es nicht verändern zu wollen oder in irgendeine Richtung zu drängen. Es geht darum, das Kind zu begleiten und ihm zur Seite zu stehen. Ihm die eigenen Werte vorzuleben und zu zeigen, wie du das Leben gestaltest. Lade es ein, die Welt zu entdecken.

Da sind die Vogeleltern ein Vorbild. Sie warten vor dem Nest. Sie locken und fordern die Kleinen heraus, das Nest zu verlassen, indem sie das Futter nicht mehr ins Nest legen, geschweige denn, direkt in den Schnabel. Sie warten draußen und vertrauen darauf, dass das Junge dem Hungergefühl nachgeht und sich wagt, für das Futter zu ihnen rauszukommen. Die Eltern bleiben da. Sie haben das Futter schon geholt, doch sie halten eine selbstwirksame Aufgabe für ihre Nachzügler bereit.

Step 5: Lass Ehrlichkeit zu. Oscar Wild sagt: „Am Anfang lieben Kinder ihre Eltern. Dann halten sie über sie Gericht. Und manchmal verzeihen sie ihnen." Wenn du mutig bist, dann stelle dich den Fragen deiner Kinder. Je älter sie werden, desto mehr werden sie dich und dein Tun hinterfragen. Sie wollen herausfinden, was deine Werte, deine Überzeugungen und dein Lebenssinn sind. Sie brauchen diese Antworten, um sich selbst zu finden. Ich mag das Bild vom Swimmingpool. Wenn du ein Planschbecken bist, das nur einen Luftring hat, können sie sich nicht wirklich abstoßen. Doch, wenn du für dein Kind wie ein großer massiver Pool bist, der eine gemauerte Wand hat, kann es richtig Schwung bekommen. Es tritt gegen dich. Du hältst das aus und dein Kind kommt allein durch sein Abstoßen schon bis zur Mitte des Beckens. Werde zu einer sicheren festen Mauer, an der dein Kind sich abstoßen und auch Halt finden kann.

Es passiert leicht, dass wir als Eltern Bedürfnisse der Kinder nicht verstehen und wahrnehmen. Kinder werden sich holen, was sie brauchen. Gegebenenfalls suchen sie sich die Erfüllung ihrer Bedürfnisse auf destruktive Weise.
Das kommt bei vielen Eltern als böse, ungehorsam oder rebellisch an. Doch es ist ein Versuch, sich mitzuteilen und zu zeigen: Ich brauche etwas. Bitte hilf mir dabei.
Ich glaube fest daran, dass es möglich ist, mit deinen eigenen Kindern eine lebenslange gute Beziehung aufzubauen. Und ich glaube, es ist dafür nie zu spät. Jeden Tag kannst du beginnen, deinem Sohn oder deiner Tochter wirklich zuzuhören. Du kannst hinhören und glauben. Du kannst dich entschuldigen, für Dinge, die nicht gut gelaufen sind.

Du kannst aufhören zu glauben, es ist alles vorbei und du hast alles falsch gemacht. Du kannst dir und deinem Kind neue Fragen stellen.
Hinhören – Anhalten – Aushalten – Mitteilen.
Du hast es in der Hand, wie sich die Beziehung zu deinem Kind entwickelt. Vergangen ist vergangen. Heute heißt es, in die Zukunft zu schauen. Und da gibt es noch unendlich viele Möglichkeiten, Vertrauen aufzubauen. Vertrauen in dich als Mama oder Papa. Und Vertrauen in dein Kind.

Wenn du dein Herz, dein Nest warmhältst, dann kann dein Kind jederzeit zum Aufwärmen und Plaudern vorbeikommen.

KAPITEL 13:

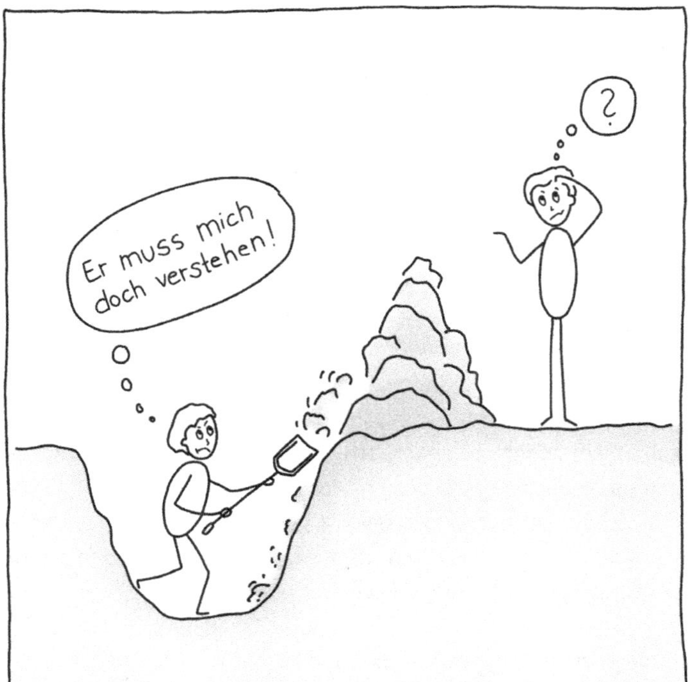

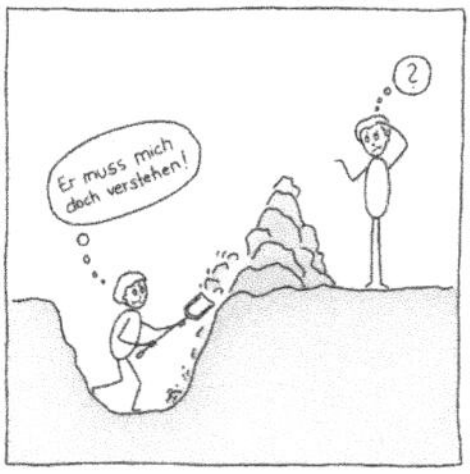

DREI FRAUEN VERSTEHEN DIE WELT NICHT MEHR –

So kommst du raus aus der Verständnisfalle

Ich erzähle dir aus dem Leben von drei Frauen: Fatma, Melanie und Dunja.

Fatma sitzt vor mir in der Beratung. Die Verzweiflung ist ihr ins Gesicht geschrieben: „Ich versteh's einfach nicht. Wie kann mein Mann nur so kalt sein? Er muss doch auch Gefühle haben. Wenn ich nur wüsste, was in ihm vorgeht. Ich will ihn doch nur verstehen, aber ich komme einfach nicht an ihn ran." Tränen laufen ihr über die Wangen. Ich spüre ihre Hilflosigkeit. Sie hat Angst, ihren Mann zu verlieren und keinen Zugang mehr zu ihm zu finden. Ich frage sie: „Fatma, was glaubst du, würde passieren, wenn du deinen Mann verstehen könntest?" Ihr Gesicht entspannt sich und sie sagt fast verträumt: „Ja, dann wären wir uns wieder nah, dann weiß ich, dass ich ihm wichtig bin und er auch etwas für unsere Beziehung tun will."

Melanie sitzt mir gegenüber. Sie erzählt mir, dass sie sich mit ihrer Mutter nicht mehr versteht. Jede Begegnung endet in einer miesen

Stimmung: „Immer wieder gibt sie mir Ratschläge aus Urzeiten, mischt sich in mein Leben ein und respektiert meine Grenzen überhaupt nicht." Melanie ist genervt und fühlt sich unverstanden. „Sie übergeht mich total und versteht mich einfach nicht. Ich habe gar keine Lust mehr, sie zu sehen", sagt sie traurig.
Ich frage Melanie, ob sie ihrer Mutter schon mal gesagt hat, wie es ihr innerlich geht. „Naja, das kann ich doch nicht. Solange sie sich so verhält, kann ich mich nicht öffnen."
Ich frage sie, was ihr möglich wäre, wenn ihre Mutter sie verstehen würde. „Ja, wenn sie mich versteht, dann kann ich ihr ehrlich sagen, wie es in mir aussieht."

Dunja sitzt mir aufgebracht gegenüber und berichtet von ihrem Problem mit ihrem 13-jährigen Sohn: „Er benimmt sich unmöglich, lässt alles rumliegen, ist frech mir gegenüber und hält sich nicht an die Absprachen", klagt sie. Ich frage sie, wie sie damit umgeht. „Ich muss einfach alles kontrollieren und ständig hinterher sein. Wenn ich ihn nicht erinnern würde, würde er sogar das Atmen vergessen." Wir müssen beide lachen. Dann frage ich Dunja, was sie denn am liebsten tun würde. Die Antwort kommt schnell: „Ihm seine Sachen überlassen und seine Respektlosigkeit nicht persönlich nehmen. Aber ich weiß ja nicht, was mit ihm los ist." Ich fasse zusammen: „Also Dunja, wenn du wüsstest, was mit deinem Sohn los ist, könntest du ihm seine Sachen überlassen und seine Frechheit nicht persönlich nehmen?" „Ja, ich glaube schon", antwortet Dunja leise.

Vielleicht kennst du die eine oder andere Situation aus deinem Leben. Dahinter steckt der Gedanke: *Nur, wenn ich den anderen verstehe, kann ich anders handeln.* Oder umgekehrt: *Nur, wenn der andere mich versteht, kann ich anders reagieren.*
Damit bist du nicht allein.

Verstehen ist etwas Grundlegendes für harmonische und gute Beziehungen. Doch es kann auch zur Falle werden. Wir tappen hinein und entfernen uns immer weiter voneinander.

Lass uns diese Fallen aus dem Weg räumen und schauen, wie „Verstehen" Sinn macht und wie nicht.

Als allererstes ist es wichtig, dich zu fragen: Wozu will ich denn verstehen oder verstanden werden?
Die Antwort auf die Frage „Was will ich mit dem Verstehen erreichen?" ist für jeden von uns unterschiedlich. Bei den drei Frauen sind es vielleicht die folgenden Gründe:

Fatma möchte geliebt und ernst genommen werden. Sie will sich ihrem Mann wieder nahe fühlen.
Melanie möchte, dass ihre Mutter sie und ihre Grenzen respektiert und ihr sagen können, was in ihr vorgeht.
Dunja möchte ihrem Sohn seine Sachen überlassen können und seine Frechheiten nicht persönlich nehmen.

Alle Frauen glauben, sie erreichen das nur über das Verstehen. Sie denken, sie müssen erst verstehen oder verstanden sein, bevor eine Veränderung möglich ist.
Aber das macht Druck.
Es stresst.
Es entzweit.
Die Kommunikation wird schwierig und anstrengend.

Du bist ständig dabei, „etwas rauskriegen" zu wollen. Du versuchst, dich mit Rechtfertigungen und Erklärungen verstehbar zu machen und redest auf dein Gegenüber ein: „Was soll ich denn noch sagen, bis du mich endlich verstehst?" Damit wird das eigentliche Problem übertragen und das „Verständnisproblem" rückt an erste Stelle.

Manchmal passiert es, dass du vor lauter „verstehen wollen und verstehen müssen" deine Leichtigkeit im Umgang mit anderen verlierst. Dein Mann, deine Kinder und Kollegen werfen dir vor „Du machst alles zu einem Problem", „Bei dir muss alles erklärt werden" und „Du kannst es nie gut sein lassen".

Der innere Drang, verstehen zu wollen, kann sich für sie übergriffig anfühlen. Du bewirkst damit genau das, was du eigentlich nicht willst. Denn dein Verständnis-Bedürfnis drängt dein Gegenüber in die Verschlossenheit und Distanz. Verstehen verhindert somit Harmonie, statt sie zu fördern. So auch bei den drei Frauen und ihren Gesprächspartnern:

Fatmas Mann fühlt sich in die Ecke gedrängt.
Melanies Mutter hat vermutlich das Gefühl, nichts richtig zu machen.
Dunjas Sohn hat das Gefühl, nicht okay zu sein in dieser Phase, in der er sich selbst nicht versteht.

Ich verstehe das und kenne es sehr gut: Deine Seele möchte gern verstanden werden. Es ist ein sehr schönes Gefühl, wenn du spürst, dass der andere dich versteht. Es tut unheimlich gut, mit jemandem zu reden, der weiß, wovon du sprichst, jemand, der das erlebt, was du erlebst, und genau das Gleiche fühlt wie du. Diese Menschen, diese Gespräche und Momente sind kostbar und berühren uns. Und es geht nicht darum, genau das nicht zu suchen oder aufzugeben. Im Gegenteil, es wird mehr werden, desto besser du dich selbst verstehst und dich nicht mehr vom Verstehen des anderen abhängig machst.

Wenn du dich allein gelassen, ungeliebt und abgelehnt fühlst, sobald du nicht verstanden wirst, steckst du fest. Dann wird das Verstehen zur Bedingung an den anderen. Nur, wenn du mich verstehst, liebst du mich. Nur dann glaube ich dir, dass ich dir wichtig bin. So entsteht der Druck, der genau zu dem führt, was du nicht willst: Distanz und Konflikte.

Stehenlassen ist der Schlüssel zum Verständnis.
Ich lasse dich so stehen wie du bist, auch wenn ich nicht verstehe, warum du so reagierst. Ich lasse dir die Freiheit, mir mitzuteilen, was ich von dir wissen darf. Du bist mir nicht verpflichtet zu erklären, was in dir los ist, nur damit ich es verstehe. In diesem Moment nimmst du das Verstehen zu dir zurück und es steht deiner Nähe nichts mehr im Weg.

Verstehen ist schön, doch der erste Schritt dahin ist das Stehenlassen.

Es gibt eine tolle Nachricht für dich:

> Du musst nicht immer den anderen verstehen und nicht immer selbst verstanden werden.

Ich zeige dir eine ganz einfache Möglichkeit, aus der Stolperfalle herauszukommen und den Weg zum anderen freizumachen.

Viele glauben, echte Nähe und Verbindung kann nur entstehen, wenn wir alles miteinander teilen. Wenn wir uns gegenseitig verstehen und zustimmen. Hinter dem „Versteh mich doch!" steckt ein „Sei meiner Meinung!" oder „Bitte sag, es ist okay!". Das Verstehen des anderen wird zur Bestätigung, zur Erlaubnis, und gibt uns das Gefühl, angenommen zu sein. Oder du willst verstehen, bevor du dem anderen „erlaubst", so zu sein, wie er ist.

Stell dir vor, du fühlst dich angenommen mit dem, wie es dir geht, ohne dass der andere dich verstehen muss. Stell dir vor, ein „Ich habe dich gehört", „Ich glaube dir, dass es für dich so und so ist" oder ein „Mir geht es nicht so wie dir, doch du bist mir deswegen nicht weniger wichtig" genügt, um sich nahe zu sein.
Was für eine Entspannung könnte sich breitmachen. Spüre mal in dich hinein. Ist das nicht eine schöne Vorstellung? Ein leichtes und warmes Gefühl macht sich breit. Kein Kampf mehr ums Verstehen des anderen.
Und jetzt stell dir vor, du kannst den anderen stehenlassen, du müsstest nicht immer versuchen, irgendwas aus ihm herauszubekommen. Du bräuchtest nicht mit allen Tricks und Mitteln versuchen, dich in ihn hineinzuversetzen. Er weiß, er ist angenommen und hat die innere Freiheit, dir das zu sagen, was er möchte.
Ich habe dir eine einfache Möglichkeit versprochen, wie du aus der Verständnisfalle kommst. Es ist wirklich simpel und lohnt sich. Hier kommt dein Schlüssel:
Drehe die Sache einmal um.

Du stellst deinen Wunsch an den Anfang. Statt darauf zu warten, dass du erst etwas verstehst oder verstanden wirst, um zu … (setze hier ein, was du möchtest). Gehe aktiv los und tue das, was du willst. Nicht als Reaktion, sondern als bewussten ersten Schritt. Nicht das Verstehen ist deine erste Aufgabe, sondern das zu tun, was du tun kannst, wenn du verstanden hast bzw. verstanden wurdest. Deutlich wird es, wenn ich dir zeige, wie die drei Frauen es umgedreht haben:

Fatma kann ihrem Mann vertrauen, dass er sie liebt, obwohl er nicht über seine Gefühle spricht. Sie kann ihm nah sein. Nah sein – ohne die Erwartung, etwas aus ihm herauszubekommen.

Melanie kann sich zuerst öffnen und erzählen, wie es ihr geht. Sie kann zeigen, was in ihr vorgeht, obwohl sie sich nicht von ihrer Mutter verstanden fühlt.

Dunja kann ihrem Sohn eigenverantwortlich seine Sachen überlassen. Sie kann ihn respektieren und sich entscheiden, dass seine Frechheiten sie emotional nicht runterziehen.

Das Prinzip ist immer das gleiche: Tue das, was du dir wünschst, OBWOHL du nicht verstehst oder verstanden wirst.

Weißt du, es ist voll okay, dass du Dinge anders empfindest und wahrnimmst als andere. Was für dich ein Riesendilemma ist, kann für die andere Person harmlos sein. Was dich traurig macht, kann deinen Gesprächspartner kaltlassen. Was dich anstrengt, kann für die Menschen um dich herum einfach sein.

Man nennt das Differenzierung.

Du differenzierst, was dein Gefühl ist und was nicht. Wenn jeder bei sich bleibt, dann könnt ihr eine gute Verbindung aufbauen. Verbindung entsteht ganz natürlich und fast von allein, wenn ihr auf einer Welle seid. Da, wo es Übereinstimmung gibt, fühlst du dich verstanden. Doch ihr braucht nicht auf dem gleichen Surfbrett zu stehen, um miteinander zu surfen. Auch, wenn ihr unterschiedlich empfindet, seid ihr noch beieinander und verbunden.

Es gibt noch etwas anderes, was du tun kannst für mehr Verständnis zwischen einander. Du kannst dich mit dir selbst beschäftigen, dich besser kennen- und verstehen lernen.
Je mehr du über dich weißt und dich mit dir auskennst, desto klarer wirst du auch für den anderen. Dann kannst du besser formulieren, was in dir vorgeht und was du willst. Du wirst bei dir bleiben können und ganz anders kommunizieren. So ebnest du den Weg zwischen euch und gehst zurück in die Verbindung.

Zum Beispiel offenbart Fatma ihrem Mann: „Mir hilft es, wenn ich mehr über dich weiß. Dann fühle ich mich direkt näher mit dir verbunden und merke, dass du mich liebst. Ich will dir vertrauen, dass du mich liebst, auch wenn ich nicht verstehe, was in dir vorgeht. Ich will Zeit mit dir verbringen, ohne dass ich immer nachfrage, was du denkst." So bleibt sie bei sich, macht keine Vorwürfe und gibt ihrem Mann die Möglichkeit, sie zu sehen und auf ihr Bedürfnis einzugehen.

Melanie kann sich mit der Beziehung zu ihrer Mutter beschäftigen. Sie kann herausfinden, weswegen sie noch emotional so an ihre Mutter gebunden ist. Sie kann sich mit ihrer Rolle als Frau auseinandersetzen und aus ihrer Tochterrolle hinauswachsen. Wenn Melanie sich als Erwachsene – unabhängig von ihrer Mutter – kennenlernt, wird sie vielleicht eher ihrer Mutter zeigen können, dass sie ein eigenes Leben hat und selbstbestimmte Entscheidungen trifft.

Für Dunja ist jetzt die Gelegenheit, sich neu zu erfinden. Ihr Sohn nabelt sich ab. Sie nutzt die gewonnene Zeit für sich selbst. Sie genießt neue Freiheiten. Es tut ihr gut, die letzten Jahre zu reflektieren und bewusst Abschied von ihrem süßen kleinen Kerl zu nehmen. Sie wird zu der Mama, die er braucht: eine freie Mama. Eine Mama, die mit sich im Reinen ist, ihr eigenes Leben gestaltet und dann zur Verfügung steht, wenn er sie braucht.

Jetzt bist du dran. Hier ist eine kleine Übung für dich, um es direkt auszuprobieren:

1. Wähle eine Person, bei der du dir aktuell Verständnis wünschst, und überlege dir, wo es mehr Verständnis zwischen euch braucht.

2. Was denkst du, wird dann besser? Was ist dir dann möglich? Wozu brauchst du es mehr: zu verstehen oder verstanden zu werden? Was würdest du dann anders machen im Umgang mit dieser Person?

3. Formuliere für dich einen Satz, den du beginnst mit: „Obwohl dieses Verständnis noch nicht da ist, werde ich …“ (da setzt du deine Antwort aus Punkt 2 ein).

4. Behalte deine Aussage aus Punkt 3 erst einmal für dich und lasse diese in dir wirken. Dein Unterbewusstsein beginnt, sich damit zu beschäftigen. Du gewöhnst dich an die neue Möglichkeit. Warte ein paar Tage ab und sprich dir diesen Satz ab und zu laut vor.

5. Sei mutig und tue genau das, was du bei 2. überlegt hast. Mache das, was du eigentlich erst tun wolltest, wenn das Verstehen da ist. Werde aktiv und verändere dein Verhalten. Es bedeutet, du gibst dem anderen einen gewissen Vertrauensvorschuss und übernimmst Eigenverantwortung.

Ich weiß, dein Blick und dein Verhalten werden sich ändern. Vielleicht passiert diese Veränderung nicht sofort und möglicherweise fällt es dir schwer, diese „Zwischenzeit“ auszuhalten. Doch früher oder später wird etwas passieren. Du darfst darauf vertrauen, dass sich Entspannung breitmacht. Auf deiner und auf der anderen Seite. Und wer weiß, vielleicht, ganz vielleicht öffnet sich der andere von ganz allein. Denn da, wo wir uns frei und angenommen fühlen, gehen wir alle gern in Verbindung.

KAPITEL 14

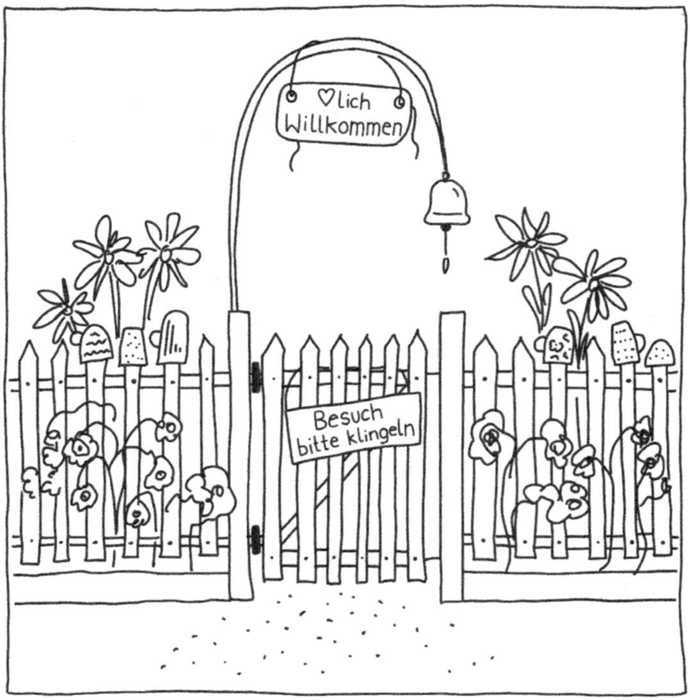

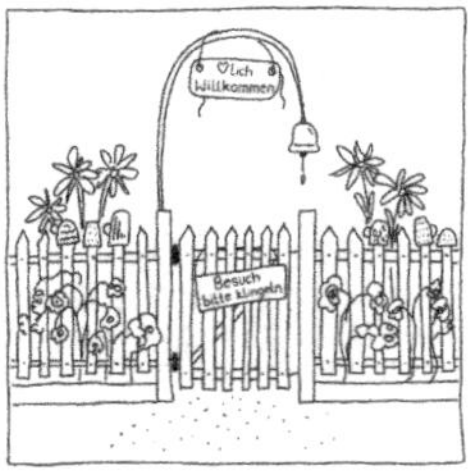

ÜBERRASCHUNG AM GARTENZAUN –

Warum Grenzen setzen so guttut

„Es ist so toll, dass ich dich immer fragen kann."
„Auf dich ist immer Verlass!"
„Ich weiß nicht, was wir ohne Sie machen würden."
„Du hast mich noch nie im Stich gelassen."
„Du bist immer da, wenn ich dich brauche."

Na, kennst du diese Sätze?
Das sind tolle Komplimente, oder?
Sie sind lieb gemeint und tun im ersten Moment gut, richtig?
Das wollen wir doch. Für andere da sein. Weiterhelfen.
Probleme lösen.
Bereichern und unterstützen.

Wenn du ganz ehrlich bist, haben diese Sätze aber oft einen kleinen Beigeschmack. Es fühlt sich so an, als dürftest du mal etwas NICHT tun. *Was soll ich denn auch sonst machen?* oder *Da kann ich doch nicht Nein sagen* denkst du dir. *Ich will doch niemanden enttäuschen und vor den Kopf stoßen. So bin ich halt.*

Du traust dich nicht, Grenzen zu setzen und für sie einzustehen. Menschen übertreten deine emotionalen und körperlichen Barrieren, weil sie sie gar nicht sehen.
Du tust mehr, als gut für dich ist. Du überforderst dich. Du spürst, dass du alles nur halb tust. Du musst dich aufteilen und jonglieren. Deine Zeit reicht für nichts so richtig. Du bist im wahrsten Sinne des Wortes zerstreut, fühlst dich getrieben und manchmal sogar ausgenutzt.
Kennst du das Gefühl, gelebt zu werden und nicht richtig zu wissen, wer du eigentlich bist? Du hast das Gefühl, nur noch zu funktionieren und ständig Anforderungen von außen zu erfüllen. Du trinkst zu wenig, kommst zu keiner Pause, lädst dir alle möglichen Probleme auf, und versuchst, alles unter einen Hut zu bekommen.
Manchmal spürst du auch, dass dein Körper schon deutlich zeigt, dass es zu viel ist. Magenschmerzen, Kopfweh, Schlafschwierigkeiten, Rückenprobleme oder Schwindel sprechen eine deutliche Sprache. Du bist leicht reizbar, gestresst und völlig erledigt.
Du bist am Rennen, ständig kommt etwas dazu, und am liebsten willst du auf den Tisch hauen und sagen: „Jetzt ist Schluss! Nicht mit mir!"
Doch das traust du dich nicht. So willst du nicht sein. *Was sollen die anderen von dir denken? Und wer bin ich eigentlich, dass ich mich so anstelle. Andere schaffen das doch auch, und vielleicht bin ich nur zu empfindlich, nicht belastbar genug?*
Vielleicht bist du auch überfordert, dich gegen die Gemeinheiten und das respektlose Verhalten anderer zu wehren. Immer wieder wirst du kleingemacht, beleidigt oder abschätzig behandelt, und du weißt nicht, wie du das beenden kannst. Stattdessen lässt du es über dich ergehen. Oder du kommst dir wie eine Mülltonne vor, bei der alles abgeladen wird, und hast einfach keine Idee, wie du das ändern sollst?

Wieso kann ich nicht „Nein" zu alldem sagen? Warum fällt es mir so schwer, Grenzen zu setzen? Gute Grenzen für mich. Die Antwort ist leicht. Du hast es (noch) nicht gelernt. Das hat unterschiedliche Gründe.
Du hast nicht gelernt, wie wichtig persönliche Grenzen sind. Dir fehlten Vorbilder, die zeigen, wie es geht, respektvoll und wertschätzend für sich einzustehen. Vielleicht wurde Gehorsam eingefordert und es

gab wenig Raum für eigene Wünsche und Bedürfnisse. Deine persönlichen Grenzen waren kein Thema. Und wenn du mal einen Wunsch geäußert hast, standest du als egoistisch und fordernd da. Du hast es so verstanden, dass es wichtig ist, „Ja“ zu den Wünschen anderer zu sagen und sich anzupassen. Du hast vielleicht erlebt: Wenn ich Grenzen setze und etwas mal NICHT tue, werde ich ausgegrenzt. Und das willst du heute anderen nicht antun.

> Doch beim Grenzen setzen geht's ums Eingrenzen und nicht ums Ausgrenzen.

Es geht um deinen Raum.
Um dein Hoheitsgebiet.
Um dein Leben.

Hier eine kleine Checkliste, um herauszufinden, wie es mit deinen Grenzen aktuell beschaffen ist.
Denke an die letzten zwei Wochen.
Welche Situationen hast du erlebt? Mach gern Häkchen. Auch, wenn du das vielleicht nicht so schwarz auf weiß sehen willst, hilft es dir, Klarheit zu gewinnen. Die Checkliste macht nur sichtbar, was sowieso da ist. Also nur Mut.

_ Ich habe meinen Ärger runtergeschluckt.
_ Ich habe „Ja“ gesagt, obwohl ich innerlich nicht wollte.
_ Ich habe sofort geantwortet, ohne über die Folgen nachzudenken.
_ Ich habe eine Ausrede genutzt, um „Nein“ zu sagen.
_ Ich habe jemandem einen Gefallen getan,
aber es war mir nicht recht.
_ Ich habe mit Widerwillen eine Aufgabe erledigt,
die an mich herangetragen wurde.
_ Ich bin für jemand anderen eingesprungen,
wollte es aber eigentlich gar nicht.
_ Ich habe mich entschuldigt, dafür, dass ich Nein gesagt habe.
_ Ich habe mir eingeredet: „Ach, das hat er doch nicht so gemeint.“

_ Ich habe mich erklärt und gerechtfertigt.
_ Ich bin einer Person gezielt aus dem Weg gegangen, um nicht angesprochen zu werden.
_ Ich habe in einem Gespräch zugestimmt und mich danach darüber geärgert.
_ Ich habe nicht ehrlich gesagt, was ich zu der Sache dachte, und war lieber still.
_ Ich habe eine Sache aufgeschoben, die ich schon lange ansprechen wollte. Ich rede mir ein, es gab noch keinen passenden Moment.
_ Ich habe mich über jemanden aufgeregt, ohne dass er weiß, dass ich mich über ihn aufgeregt habe.
_ Ich habe eine beleidigende und verletzende Bemerkung kommentarlos stehenlassen.

Wie viele Haken sind es bei dir geworden? Bist du erschrocken oder hast du das so erwartet?
Nur DU kannst entscheiden, ob es zu viele Haken sind oder ob du so damit leben möchtest.

Als wir in unser neues Haus gezogen sind, haben wir unseren Garten eingezäunt. Unser Garten war offen zu den Nachbargärten. Für den Anfang war das auch ganz nett. Es hatte etwas Verbindendes. Wir alle gehören zusammen. Doch bald fühlte es sich für mich ZU offen an. Wenn wir Besuch hatten, war die Standardfrage: „Und bis wohin geht jetzt euer Garten?" Dann zeigten wir immer auf das kleiner werdende, rote Stäbchen, das im Gras steckte. Als weitere Orientierung dienten zwei Büsche. Selbst unsere Gäste wollten wissen, bis wohin sie gehen können, ohne bei den Nachbarn zu landen. Beim Rasenmähen bemühte ich mich, weder zu weit zu gehen noch zu viel von uns ungemäht zu lassen.
Abgesehen davon, dass sich unser Grundstück auch super als Durchgang für die Nachbarn herausstellte, wollte ich eine Grenze.
Für mich.
Dieses Nestgefühl.
Geborgenheit.

Dieses Umgeben, Eingefasstsein und Sicherheitsgefühl. Als der Zaun dann stand, war das mein Startschuss zum Loslegen. Unser Grundstück hatte einen Rahmen. Nun war klar, was zu uns gehört, uns zusteht und auch in unserer Verantwortung liegt. Ich pflanzte Beete an, gestaltete Sitzecken und füllte den Garten mit Liebe und Leben. Nachbarn sind herzlich willkommen und können gern das Gartentor benutzen.

Natürlich gibt es auch Menschen, die offene Gärten und Wohnanlagen lieben und sich darin pudelwohl fühlen. Menschen, denen ein Weg oder eine Hecke als Abgrenzung ausreicht. Genauso gibt es Menschen, die hohe Mauern und Zäune mit Überwachungskameras wollen. Jeder hat seine eigenen Grenzen und kann diese gestalten, wie er möchte.

Schauen wir uns den Vergleich mit dem Zaun als Grenze genauer an: Wer setzt den Zaun? Es ist der Eigentümer des Grundstücks. Dieser markiert das Grundstück und grenzt es ein. Niemand sonst hat das Recht dazu. Kein Spaziergänger, kein Postbote, kein Gast darf das tun. Noch nicht einmal ein Beamter vom Bauamt wird kommen und einzäunen, was dir gehört.
Ganz ehrlich, wenn ich nicht weiß, wo ein Grundstück endet, ist es leicht, gedankenlos darauf herumzuspazieren. Wir regen uns über andere auf, weil sie unsere Grenzen überschreiten? Dabei gibt es diese Grenzen bisher nicht. Sie existieren nicht, weil wir sie nie markiert haben.
Wenn dein Vorgarten zum Hundeklo wird, dann verhindere das. Es wird immer Menschen geben, die kein Einfühlungsvermögen an dieser Stelle haben. Willst du deswegen deinen Garten zukacken lassen?
Es ist dein Gebiet, dein Raum. Wo deine Grenze ist und wie diese aussieht, entscheidest du, nicht der Spaziergänger, der daran vorbeiläuft.

Gesunde Grenzen haben tolle Nebenwirkungen. Hier mal eine gezielte Auswahl, sozusagen eine Pro-Liste:

1. Klarheit der Zuständigkeit

Wenn du weißt, was dein Bereich ist, weißt du auch, wo du nicht mehr verantwortlich bist. Diese Klarheit hilft dir und anderen Verantwortlichkeiten, gut und gleichwertig aufzuteilen. Ich weiß jetzt ganz genau, bis wohin ich Laub zu rechen habe und wo ich es entspannt dem Nachbar überlassen darf.

2. Freigesetzte Kreativität

Oft kommen die Ideen und Möglichkeiten zur Gestaltung „eines Raumes", wenn du einen Rahmen hast. Es ist wie mit dem Garten. In dem Moment, wo der Zaun stand, bekam ich Ideen, wie ich diesen Raum gestalten kann. Dieses Gefühl von „Ich will es uns schön machen". Wenn Kreativität zu viel Platz und zu viele Möglichkeiten hat, dann verpufft sie.

3. Zugehörigkeit für alle Menschen in deinem Leben

Mit Grenzen gibt es ein klares Drinnen und Draußen. Du bist der Gastgeber und darfst entscheiden, wie nahe dir jemand kommt. Du lässt ganz bewusst Menschen in deinen Garten oder eben nicht. Eindringlinge und ungebetene Gäste darfst du ausladen. Oder dein Zaun hält sie bereits fern. Es ist dein Hoheitsgebiet, in dem du entscheidest, wer dazugehört. Das gibt allen und jedem, der in dein Gebiet darf, eine ganz neue Wertigkeit.

4. Das Eigene wertschätzen

Kennst du den Unterschied zwischen Mietwohnung und Eigenheim? In ein Eigenheim ist man bereit, zu investieren, statt es einfach nur zu erhalten. Als Besitzer möchten wir das Eigene schützen. Wir sind viel motivierter bei allem, was wir wirklich für uns tun. Wo wir direkt spüren, die Investition zahlt sich aus. Es spornt uns an, uns darum zu kümmern. Eine Grenze ist ein Schutz. Sie hilft, zu wertschätzen und zu achten, was uns gehört.

5. Du behältst den Überblick

Du entscheidest, wie weit oder eng deine Grenzen sind, dadurch hast du auch einen besseren Überblick. Du hast ganz klar vor Augen, was noch geht und was nicht. Du kennst deine Grenze und dass es eben auch ein klares Ende gibt. Du weißt, wie du dich eingrenzen kannst, darum bist du nicht mehr in Gefahr, dich zu überfordern. Du steckst deinen Rahmen so, dass du dieses Gebiet auch entspannt bewältigen kannst.

6. Deine Eingrenzung ist beweglich

Im Gegensatz zu unserem Gartenzaun kannst du deine Grenzen je nach Lebensphase verändern. Wenn es ums Eingrenzen und nicht ums Ausgrenzen geht, liegt es an dir, die Größe deines Gebiets auszuweiten, wann immer du magst. Mal hast du einen größeren Rahmen und mal wird es enger. Im Leben gibt es einfach verschiedene Phasen, in denen sich auch deine Grenzen verändern dürfen. Es ist gut, diese Veränderungen bewusst vorzunehmen und nicht schleichend den Rand ausfransen zu lassen.

Was von der Liste der positiven Nebenwirkungen spricht dich am meisten an? Warum lohnt es sich für dich, Grenzen zu setzen? Bekommst du Lust, es zu üben?

Grenzen setzen kannst du lernen. Es ist ein Training und kostet anfangs Arbeit und Energie. Unser Zaun hat sich auch nicht von allein aufgestellt. Das hat uns Zeit, Kraft, Schweiß und Geld gekostet. Wir mussten entscheiden, wie er aussehen soll, wie hoch er wird, aus welchem Material er besteht usw.

Jetzt steht er da schon länger. Es fühlt sich an, als wäre der Zaun schon immer dagewesen. Er ist eingewachsen und passt gut ins Gesamtbild. Niemand stellt diesen Zaun infrage, er gehört zu unserem Grundstück. An diesen Punkt zu kommen, war mit viel Arbeit verbunden. Aber in jedem Moment, in dem ich durch unser Gartentor gehe, weiß ich: Das war es wert.

Wir wissen beide, dass ich hier nicht nur von meinem Gartenzaun rede. Einen solchen Zaun brauchst du in deinem Leben. An unterschiedlichen Stellen merkst du, es würde dir so guttun, eine Grenze zu haben. Vielleicht denkst du aber: *So viel Kraft habe ich nicht. Das halte ich nicht durch. Es ist einfach zu schwer, meinen Eltern, meinem Chef, meinem Partner, meinen Kindern oder den Kollegen meine Grenzen aufzuzeigen.*
Aber ich verrate dir etwas, eine Sache, die du dabei nicht beachtest: Die Energie und Nerven, die du verbrauchst, wenn du es nicht tust, sind auf Dauer viel höher. Du unterschätzt die innere emotionale Anspannung, die es dich kostet. Dieses Immer-auf-der-Hut-sein. Die Unberechenbarkeit und Abhängigkeit von anderen ist anstrengend. Da ist diese permanente „Rufbereitschaft", die dir deine kostbare Energie raubt. *Hoffentlich will heute keiner was von mir. Hoffentlich hört er endlich auf, immer auf mir rumzuhacken. Hoffentlich machen sie ihre Sachen endlich allein.*

Wenn du weißt, wie du „Nein" sagen kannst und einen klaren Rahmen setzt, wird es viel leichter für dich. Du bist gewappnet für den Tag. Du weißt, wozu du „Ja" und wozu du „Nein" sagen willst. Das entlastet und entspannt. Du fühlst dich nicht mehr ausgeliefert und hast dein Leben im Griff.

Bevor ich dir noch ein paar praktische Tipps und Formulierungsvorschläge gebe, will ich dir den kleinen, aber feinen Unterschied zwischen Verletzen und Enttäuschen erklären.

Kennst du das Dilemma: Wenn du nicht ehrlich bist, weil du den anderen nicht verletzen willst, und dann den anderen verletzt, weil du nicht ehrlich warst?

In den meisten Fällen trauen wir uns nicht, „Nein" zu sagen, aus Angst, den anderen zu verletzen. Wir befürchten, derjenige fühlt sich abgelehnt und ungeliebt. Hier ist es hilfreich, uns bewusst zu machen, dass es meist um ein Enttäuschen statt Verletzen geht.

Stell dir vor, du sagst Nein, wenn ...
... dein Kind mit dem Auto abgeholt werden will.
... dein Mann sich sein Lieblingsessen wünscht.
... deine Mutter später mit dir telefonieren will.
... dein Chef dir eine Aufgabe überträgt, für die du keine Zeit hast.

All diese Situationen sind erst mal nur eine Enttäuschung für den anderen. Ja, diese Desillusion ist auch erschütternd für ihn. Er hat etwas anderes erwartet. Er hat sich getäuscht und hat jetzt eine unangenehmere Situation als gedacht.
Aber nein, du hast ihn nicht verletzt.

Es gibt kein Unrecht, keine Strafe, keine Schuld, wenn du so willst.
Mit Enttäuschungen müssen wir alle umgehen lernen. Darüber können wir sprechen. Diese vorübergehenden Gefühle dürfen da sein und gehören dazu. Du darfst den anderen diese Gefühle zumuten und vertrauen, dass sie für diese Situationen Lösungen finden werden. Du brauchst andere nicht vor Enttäuschungen zu schützen.

Es tut unseren Beziehungen gut, wenn wir einen entspannteren Umgang mit Enttäuschungen leben. Enttäuschung ist die Befreiung von einer Täuschung. Ent-täuschung.

Vielen meiner Klienten hat diese Sichtweise schon geholfen, sich den Unterschied bewusst zu machen. Es nimmt die Schwere aus deinem „Nein". Es deckt die ungerechtfertigten Schuldgefühle auf und hilft, wenn es darum geht, dein „Nein" zu formulieren.

Praktische Tipps, um zu deinen Grenzen zu stehen

Wie kannst du nun so einfach wie möglich und ohne viel Tamtam Nein sagen und Grenzen setzen?

Dafür stelle ich dir meinen Vier-Schritte-Plan vor:

1. Mache dir bewusst, in welchem Bereich oder bei welcher Person du eine Grenze setzen willst. Fange nicht gleich überall an, sondern konzentriere dich auf eine Stelle. Mache es konkret und überlege dir jetzt eine Sache, mit der du üben kannst. Was tust du ab sofort nicht mehr? Schreibe diese Sache auf. Zum Beispiel: Du willst nicht mehr die sein, die notfallmäßig einspringt und länger auf der Arbeit bleibt. Du sagst bei der nächsten Anfrage: „Nein, ich bleibe heute nicht länger. Tut mir leid.“

2. Jetzt male dir aus, was dir alles möglich wäre, wenn es diese Grenze gibt. Wer kannst du dann sein? Innerhalb deiner Grenze? Was kannst du tun, wenn diese Grenze nicht mehr überschritten ist? Wie fühlt es sich an? Mache dir deutlich, welchen großen Gewinn es hat, wenn diese Grenze da ist. Im Beispiel mit der Arbeit könntest du völlig entspannt deine Arbeit tun und am Ende einfach gehen. Du kannst deinen Plan einhalten, hast keinen Stress, weil dir am Ende Zeit für die Dinge nach Feierabend fehlt und du wärst innerlich nicht mehr wütend, weil du schon wieder länger bleibst. Möglicherweise verbessern sich sogar deine Beziehungen zu deinen Kollegen, da sie dich jetzt nicht mehr als Springer, sondern als souveränen Partner wahrnehmen und du nicht unbewusst in Deckung gehst, um ja nicht gefragt zu werden.

3. Jetzt formuliere einen Satz für dich, der das zusammenfasst. Zum Beispiel: Ich sage Nein, wenn ich gefragt werde, einzuspringen, denn dann habe ich ausreichend Zeit für die Aufgaben nach der Arbeit. Oder: Ich sage „Nein“, wenn ich gefragt werde, einzuspringen, denn dann werde ich nicht ärgerlich auf meine Kollegen und kann ihnen fröhlich begegnen. Diesen Satz kannst du dir als Notiz irgendwo hinschreiben, wo er dich für den Anfang erinnert. Denn im Eifer des Gefechts setzt sich leider oft unser altes Verhalten durch. Sage dir diesen Satz ruhig schon morgens, während du das Haus verlässt, vor. Programmiere dich damit auf deinen pünktlichen Feierabend.

4. Regeneriere dich und feiere dich. Wenn du eine Situation geschafft hast, dich getraut und überwunden hast, ruhe dich aus. Du hast das erste Mal geschafft, auf die Einspring-Frage „Nein" zu sagen? YEAHHHHH! Genieße den Moment, und dann gib dir Zeit, dich zu erholen, denn das Ganze hat dich sicher viel Kraft gekostet. Nimm dir Zeit für etwas, wobei du auftankst. Gehe spazieren in die Natur, gönne dir ein heißes Bad, lade deine Freundin zum Kaffee ein und berichte ihr von deinem Erfolg. Schnappe dir ein gutes Buch oder finde etwas Lustiges zum Lachen. Ich kaufe mir gern frische Blumen oder neue Pflanzen für den Garten. Das ist für mich eine Feier. Eine Feier für mich, für mein Leben, für meine Gesundheit. Es ist wichtig, dass du von dir nicht zu viel auf einmal erwartest und dranbleibst. In kleinen Schritten, mit gemütlichen Pausen, erreichst du dein Ziel.

Dir fällt es schwer, deine Grenze zu formulieren? Dir will nichts Gutes einfallen? Du möchtest gern einen Satz, mit dem du dich wohlfühlst und der klar ausdrückt, was du meinst?
Ich habe ein paar Vorschläge, die Ideen für dich sein können. Wichtig ist, dass du diese Sätze direkt, klar und mit einer festen Stimme sagst. Tue einfach ganz selbstbewusst, auch, wenn du dich nicht danach fühlst. Das Gefühl wird mit der Zeit folgen.
Entschuldige dich nicht.
Rechtfertige dich nicht.
Lass dich nicht in Diskussionen verwickeln.
Wenn alles gesagt ist, sei einfach still.
Stille kann eine mächtige Wirkung haben.
Wiederhole deinen Satz, sobald dein Gegenüber wieder über deine neue, ungewohnte Grenze geht.

Ich weiß, dass es oft heißt „NEIN!" ist ein ganzer Satz. Doch, wenn es darum geht, mehr Ehrlichkeit, Vertrauen und Wertschätzung in unseren Beziehungen zu leben, finde ich es wertvoll, ein paar mehr Worte zu benutzen. Denn klare Worte helfen dem anderen, dich mehr kennenzulernen und Verständnis für deine Sicht zu gewinnen. Ohne dich von der Reaktion des anderen abhängig zu machen, gibst du ihm die Möglichkeit, dich zu verstehen. Das ist auch für dein Gegenüber die Chance, sich zu reflektieren, zu begreifen, was es in dir ausgelöst hat, und vielleicht sogar, sich zu verändern.

Hier ein paar Satzvorschläge:

„Ich finde es nicht in Ordnung, wie du mit mir sprichst, deswegen werde ich das nicht mehr hinnehmen."
„Ich verstehe, dass du jetzt enttäuscht bist, doch ich möchte … nicht."
„Es tut mir leid, dass ich dir deinen Wunsch heute nicht erfüllen kann, ein anderes Mal wieder."
„Ich stehe heute nicht zur Verfügung."
„Ich habe gemerkt, dass ich das so nicht mehr will, deswegen habe ich mich entschieden …"
„Bitte respektiere, was ich jetzt sage …"
„Nein, das ist mir zu viel."
„Mir ist es wichtig, dass …, deswegen werde ich in Zukunft …"
„Für mich ist es nicht stimmig …"
„Ich werde darüber nachdenken und gebe dir später Bescheid."
„Wenn ich auf meine innere Stimme höre, passt das so nicht für mich …"
„Ich will ehrlich zu dir sein, deshalb …"
„Weil ich mich schon für etwas anderes entschieden habe, kann ich nicht …"

Bereite dir deinen Satz so vor, dass es für dich gut klingt. Er ist fertig, wenn du ihn leicht und überzeugt über die Lippen bekommst. Übe dann vor einem Spiegel. Auch, wenn das albern wirkt, ist es sehr, sehr kraftvoll. Du schaust dir selbst ins Gesicht und siehst die Person vor Augen, für die du es tust.

Zum Schluss möchte ich dir noch ein Geheimnis von unserem Zaun im Garten erzählen.
Als wir die Schnur gespannt hatten, du weißt schon, von den kleinen roten Stöcken, die die Grundstücksmarkierung waren, gab es eine

Überraschung für uns. Der Garten war größer als wir dachten. Unbewusst hatten wir unsere Grenze zu eng gesetzt, aus Angst, den Nachbarn etwas wegzunehmen. Lieber auf Nummer sicher gehen sozusagen. Die klare Linie hat das sichtbar gemacht: Wir hatten mehr Platz zur Verfügung. Ich weiß noch, wie ich fröhlich durch den Garten spazierte und mich über den zusätzlichen kleinen Streifen Land freute. Manchmal passiert genau das: Du wirst größer durch deine Grenze.

KAPITEL 15:

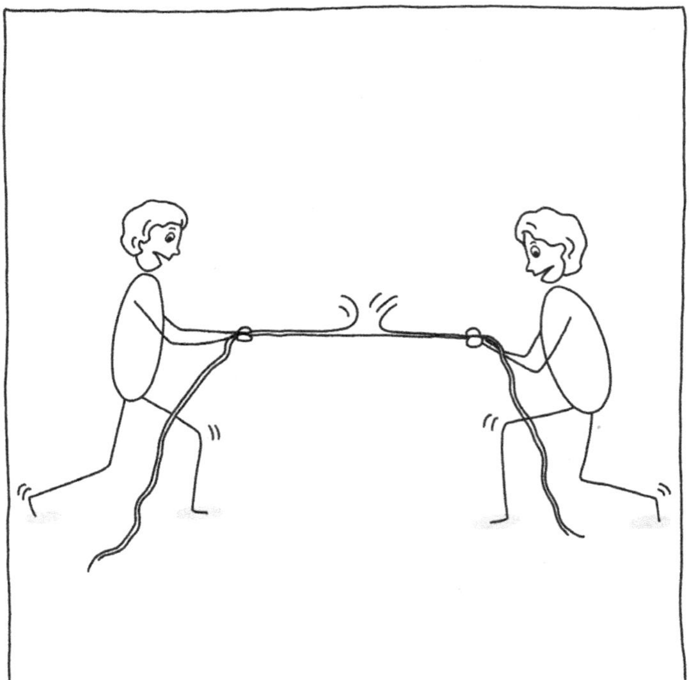

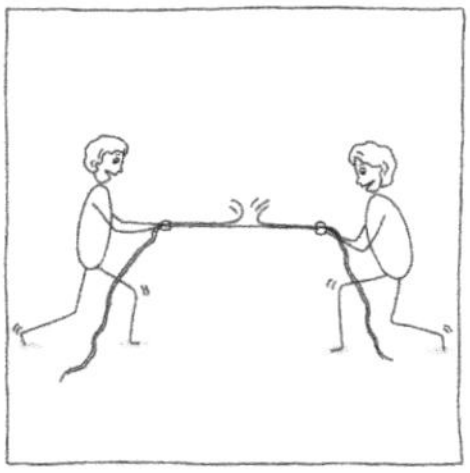

STEFFI UND MURAT SIND FRUSTRIERT –

Ein Weg, wie Kommunikation wieder Spaß macht

Die Kunst in der Kommunikation besteht darin, sich so mitzuteilen, dass mehr Nähe entsteht.
Sandra Wilson, eine Familientherapeutin, hat gesagt:
„Die Wahrheit macht uns frei. Aber zunächst einmal macht sie uns unglücklich."
Steile These, würde ich sagen. Ich glaube, das ist ein Hauptgrund, warum wir so oft aneinander vorbeireden und mit der Kommunikation so unsere Schwierigkeiten haben. Es fehlt uns an Wahrheit. An Echtsein. An ungekünstelter, offener und wertfreier Kommunikation. Wir haben zig „Das kann ich doch nicht sagen" im Kopf. Wir drehen jedes Wort um, wollen perfekt und politisch korrekt kommunizieren und lieber nichts sagen anstatt das Falsche.

„Wir streiten nur noch."
„Wir können einfach nicht miteinander reden."
„Ich komme einfach nicht an sie heran."
„Mit dem kannst du einfach nicht vernünftig reden."
„Der versteht mich einfach nicht."

„Da kann ich reden, was ich will, da hilft nix."
So oder so ähnlich beginnen häufig meine Coachinggespräche. Ich höre sofort die Verzweiflung heraus, die Traurigkeit und das Ringen um gute Kommunikation. Zwei Menschen, die die Enden eines Seils in der Hand halten und es beginnt ein Tauziehen.

Da sitzen Steffi und Murat am Abendbrottisch. Sie unterhalten sich erst ganz normal, bis plötzlich aus dem Nichts ein Streit auflodert. Es braucht nur einen kleinen Aufhänger und schon zieht sich die kalte Mauer zwischen den beiden hoch. Im Nachhinein kann keiner mehr so richtig sagen, wie es angefangen hat.
Doch, was beide ganz genau spüren, ist das Gefühl des Unverstandenseins. Diese rasende Wut und die unendliche Traurigkeit, dass wir einfach nicht entspannt miteinander reden können. Wieder ein Abendessen, das auf diese Weise endet. Je mehr sie versuchen, sich aus dem Streit herauszukämpfen, desto tiefer versacken sie.
Beide wünschen sich ein gemütliches und entspanntes Abendessen.
Feierabend.
Zuhause sein.
Harmonie.
Sie sind gefrustet und resigniert.
„Was machen wir nur falsch?"
„Wieso kriegen wir das nicht hin?"
„Warum können wir uns nicht ordentlich unterhalten?"

Für viele ist Kommunikation ein heikles Thema.
Was braucht es also, um gern miteinander zu reden? Was hilft, damit eure Unterhaltungen leicht und partnerschaftlich sind? Damit sie euch näher zueinander bringen statt euch zu trennen.
Gibt es den Geheimtipp?
Das eine Wundermittel, das bei allen hilft?
Wird Kommunikation irgendwann zum Kinderspiel?

Ich glaube nicht.
Wenn du dir das erhofft hast, muss ich dich enttäuschen.

Doch es gibt Wege, Möglichkeiten und Lösungen. Einige Dinge, die dir helfen, Kommunikationsfallen aus dem Weg zu gehen, und die dafür sorgen, dass du dich besser mitteilen kannst. Und wenn du dich besser mitteilen kannst, ist die Wahrscheinlichkeit groß, dass deine Worte auch ankommen.
Es geht nämlich nicht darum, den anderen auf deine Seite zu ziehen wie beim Tauziehen: Wer gewinnt? Wer schafft es, Recht zu behalten und sich durchzusetzen?
Beim Tauziehen ist das Seil immer unter Spannung. Du darfst keine Sekunde lockerlassen, dann wirst du direkt rübergezerrt. Es kostet richtig viel Kraft und ist anstrengend. Klar, irgendwann seid ihr zusammen auf einer Seite. Auf der Seite des Gewinners.
Manchmal gibt es auch keinen Gewinner. Das Seil reißt entzwei und beide stehen völlig ohne Verbindung da.
Wenn sich Kommunikation zu einem Tauziehen entwickelt, wird es wirklich ungemütlich.
„Ich muss mal mit dir reden."
Was ist dein erster Impuls, wenn du so angesprochen wirst?
Oft ist dieser Satz der Anfang vom Ende. Gehst du nicht direkt schon ein bisschen in Deckung? Was kommt da wohl? Was will er oder sie? Was ist jetzt schon wieder?
Ein ziemlicher Garant für ein misslungenes Gespräch.

Bevor das Gespräch gestartet hat, ist das Seil schon auf Spannung.
ICH MUSS mal mit dir reden. Wenn du das musst, kann der andere nicht mehr wollen. Freiwilligkeit und Offenheit ade.

Lass uns das Miteinanderreden wieder entspannen. Lass uns lernen, Lust auf Gespräche miteinander zu haben, anstatt in Deckung zu gehen.
Lass uns wieder Dialoge führen anstatt den anderen auszuquetschen oder ihn mit unseren Worten zu überschütten.
Lass das Seil locker werden.
Ein Gespräch ist immer freiwillig. Es geht nicht, jemanden zum Reden zu zwingen. Wir Menschen möchten uns mitteilen, wir wollen verstanden werden, und wir lieben es, wenn man sich für uns interessiert.

Auch diejenigen, die nicht zu den Plaudertaschen gehören, schätzen doch ein respektvolles, interessiertes Gespräch sehr. Auch sie mögen es, gehört und gesehen zu werden.
Die meisten Gespräche finden auf der emotionalen Ebene statt. Es geht um Gefühle.
Auch, wenn die Worte danach klingen: Es geht nicht um den Autoschlüssel, die Ordnung oder die Temperatur.

Gefühle leiten das Gespräch

Gespräche fühlen sich mies an, wenn du dich allein gelassen fühlst, unterlegen bist oder dich unverstanden erlebst. Die Angst für deine Worte, abgelehnt zu werden, ist groß. Obwohl man oft das Gleiche will, wird das Gespräch unschön, weil man plötzlich gemein zueinander wird. Du willst, dass der andere dich versteht und annimmt, mit allem, was zu dir gehört.
Und der andere will genau das Gleiche. Auch er möchte gehört und nicht verurteilt werden.

Im Gegensatz dazu fühlen sich Gespräche wahnsinnig gut und befreiend an, wenn du dich geliebt und verstanden fühlst. Wenn du merkst, es interessiert dein Gegenüber, was du sagst. Wenn die Person mehr von dir erfahren und wissen will, wie du die Dinge siehst. Ein Lachen über deinen Witz, ein paar wertschätzende Worte oder das interessierte Nachfragen bei deinen Erzählungen weichen dein Herz auf. Da verhältst du dich wie ein ganz anderer Mensch. Denn du fühlst dich angenommen, wichtig und gesehen.

Zu einem Teil hast du es in der Hand, wie deine Gespräche verlaufen. Aber noch zu einem viel größeren Teil hast du es in der Hand, wie deine Gespräche sich anfühlen.
Was braucht es für gelingende Kommunikation? Wie schaffst du es, in verletzenden oder nervenden Gesprächen ehrlich zu sein? Wie kannst du dich zeigen und die Angst vor Verletzung und Ablehnung überwinden? Wie erschaffst du Gesprächsräume, auf die du dich freust?

Bist du bereit für den Change?

Gehe mal mit ein paar Menschen, mit denen du dein Leben teilst, in deinen Gedanken durch. Das können Menschen sein, die du täglich, wöchentlich oder auch nur ab und zu siehst.
Bei welchen dieser Menschen kannst du offen und ehrlich kommunizieren? Wer fällt dir direkt ein? Bei wem kannst du einfach du selbst sein? Wo musst du nicht aufpassen, was du sagst? Mit wem ist es immer entspannt, einfach und bereichernd? Wer kommt dir in den Sinn? Welches Gefühl steigt in dir auf, wenn du an diese Menschen denkst? Ist auf deinem Gesicht gerade ein Lächeln? Spürst du, wie du dich entspannst, indem du einfach nur an diese Menschen denkst? Halte dieses Gefühl für einen Moment fest.
Das sind die Beziehungen, in denen du auftankst. Diese Beziehungen sind deine Ressource, dein Anker, deine Ausgangsposition. Sie beweisen: Du kannst das! Du hast die Fähigkeit, mit Menschen in guter Weise zu kommunizieren.
Lese das nochmal: Du kannst das! Du hast die Fähigkeiten, mit Menschen in guter Weise zu kommunizieren.

Nun frage dich: Was ist in diesen Beziehungen das Besondere? Warum fällt dir hier lockeres Reden leicht? Wie ist eure Beziehung? Was ist für euch selbstverständlich?
Wie verhältst du dich in diesen Gesprächen?
Die Antworten darauf helfen dir, offen zu kommunizieren. Die Antworten zeigen dir, wie du es mit anderen Menschen, bei denen dir die Kommunikation aktuell schwerfällt, auch erreichen kannst.

Jetzt sagst du vielleicht: „Naja, meine Freundin Judith macht mir auch keine Vorwürfe, sie hört mir zu und lässt mich ausreden. Das macht mein Mann nicht."
Okay. Habe ich verstanden, ich weiß genau, was du meinst. Solche Antworten kommen in mir auch als erstes hoch.
An dieser Stelle denke an eine Person, mit der du überhaupt nicht gut kommunizieren kannst. Schon bei dem Gedanke an ein Gespräch

spürst du Druck auf der Brust. Du bist die ganze Zeit angespannt, ziehst die Schultern hoch. Dein Herz pocht und du rutscht unruhig auf dem Stuhl herum. In deinem Kopf schwirren die Gedanken, du weißt überhaupt nicht, was du sagen sollst, und dir fehlen die Worte, um rüberzubringen, was dir wichtig ist.

Vielleicht kämpfst du auch gegen die Tränen und das Gefühl, hilflos zu sein. Du bist aufgewühlt, ärgerst dich über den anderen, der dir deine Worte im Mund herumdreht. Du wirst immer stiller, sagst gar nichts mehr, oder du wirst aus Verzweiflung auch gemein. Beginnst, laut zu werden und Vorwürfe zu machen.

Hey, und jetzt schau mal bitte auf dich. Was tust DU? Wie gehst DU mit dem anderen um? Erkennst du etwas? Kann es sein, dass du vielleicht auch anders bist? Bei den Menschen, bei denen es dir gutgeht und du leicht kommunizieren kannst, machst du Folgendes:

Du schaust sie interessiert an. Du fragst nach, wenn du etwas nicht verstanden hast und zeigst Interesse. Du zeigst dich und teilst deine Sichtweise.

Bei den Personen, bei denen es schwierig ist, bleibst du hingegen verschlossen. Bist distanziert, voreingenommen und angespannt. Du stellst kaum Fragen, sondern verteidigst dich. Dein Interesse an der Sicht des anderen ist dir abhandengekommen.

Merkst du: Ihr beide habt eine Wirkung aufeinander und ermöglicht euch gegenseitig, so zu sein.

Jeder löst im anderen etwas Positives oder Negatives aus. Bei den leichten Gesprächspartnern ermutigt ihr euch gegenseitig, euch zu zeigen, zu öffnen und gebt euch das Gefühl: „Hey, lass mich wissen, wie es dir geht, was dich beschäftigt."

Da, wo es schwierig ist, hemmt und blockiert ihr euch. Jeder vermittelt dem anderen: „Hey, komm mir bloß nicht zu nah."

Die Sache ist, dein Gegenüber kannst du nicht verändern. Aber dich selbst schon. Indem du an dir und deiner Kommunikation arbeitest, stellst du eine Situation her, in der Veränderung möglich ist, auch für dein Gegenüber.

Im Folgenden zeige ich dir dazu die zwei wichtigsten Grundlagen für eine näherbringende und harmonische Kommunikation.

1. Wertschätzende Haltung

Die erste Grundlage für diese Art von Kommunikation ist für mich ganz klar eine Haltung der Wertschätzung. Die Achtung vor dem Leben und Empfinden des anderen.
Der andere empfindet Dinge anders als ich. Er sieht die Welt mit anderen Augen. Er hat anderes erlebt und wurde anders geprägt. Wenn ich mir das bewusst mache, merke ich, wie absurd es ist, zu erwarten, wir würden alles voneinander verstehen und nachvollziehen können. Ich kann diese oft unbewusste Erwartung loslassen. Dann öffne ich mich, um die Sicht des anderen kennenzulernen. Mit dieser Offenheit ist die Wahrscheinlichkeit sehr hoch, dass der andere gern mit mir spricht. Selbstverständlich wählst du die Menschen aus, denen du auch wirklich nahe sein willst. Wir brauchen nicht mit allen Menschen in unserem Leben diese Ebene der Kommunikation leben.
Wie schnell bist du dabei, abzuwerten, was der andere sagt? Die Ausdrucksvarianten unseres „Nicht-gut-findens" sind groß:
ein Augenrollen,
ein Seufzen,
ein Aber,
ein Ins-Wort-fallen,
schweigen
usw.

Beginne mit deinem Körper. Unterlasse solche Reaktionen. Dann entscheide dich, den anderen zu akzeptieren und ihn so sein zu lassen, wie er ist. Versuche, ihn anzunehmen und jedes Gespräch ergebnisoffen zu führen. Für diese Haltung des Stehenlassen-Könnens ist ein innerer Prozess nötig.

Wenn du aufhörst, den anderen abzuwerten, umzustimmen, zu Erklärungen zu nötigen oder ihm deine Sicht aufzudrücken, wird sich etwas ändern.

2. Sich selbst verstehen

Die zweite Grundlage sehe ich darin, dass du erst mal dich selbst verstehen und mitteilen kannst.
Weißt du, was in dir abläuft? Weißt du, was du willst und was nicht? Hast du deine Gefühle klar verstanden und kannst auch formulieren, was dir wichtig ist? Gelingt es dir, bei dir zu bleiben? Gelingt es dir, klar, deutlich und auch bestimmt deine Sicht darzulegen? Weißt du, an welchen Stellen du überreagierst?
Diese Informationen sind sehr wichtig für eine gelingende Kommunikation. Manchmal sind wir noch zu undeutlich, verwirrt und durcheinander, dass es dem anderen wirklich schwerfällt, auf uns einzugehen. Ich kenne das von mir auch. Oft hilft es dann, genau das klar auszudrücken.

„Hör mal, ich bin gerade ziemlich durcheinander und weiß noch nicht, was ich eigentlich will.", „Kannst du mir einfach zuhören, damit ich meine Gedanken sortieren kann?"
Das ist eine eindeutige Ansage und zeigt dem anderen genau, was du erwartest. Sagt er „Ja", dann super. Sagt er „Nein, das will ich grad nicht" oder „Ich habe keine Zeit", dann akzeptiere es und suche dir jemand anderen, der Zeit für dich hat. Dazu braucht es etwas Übung, um deine Gefühle zu regulieren, doch ich denke, das kannst du gut.
Du nimmst den Faden oder das Seil einfach später noch mal auf oder gibst das Ende in andere Hände.

Wenn du diese beiden Grundlagen schaffst, dann wirst du merken, wie sich schon fast von allein neue Ideen für einen Gesprächsbeginn entwickeln. Du wirst Pausen machen können, anders zuhören und dich überlegt und bewusst ausdrücken.

Deine Beziehungen sind individuell und nicht mit jeder Person in deinem Leben musst, kannst und wirst du eine entspannte und vertraute Kommunikation haben. Es gibt Menschen, die sind einfach problematisch, und da bleibt es immer etwas kompliziert. Auch gibt es Leute, die nur eine gewisse Zeit lang in unserem Leben sind und für die wir nicht

all unsere Energie einsetzen müssen. Da reichen kurze Gespräche, die sich auf die Dinge konzentrieren, wegen denen man sich kennt.
Und dann gibt es Beziehungen, die dir wichtig sind. Menschen, bei denen du dir eine entspannte und vertraue Ebene der Kommunikation wünschst. Es geht nicht darum, nie zu streiten, sich nicht mal anzukäsen oder eben auch mal nur Stuss zu labern. Es geht um das große Ganze. Eine Beziehung, die stabil und sicher ist. Hier ist es auch völlig normal, sich zu zoffen oder anzunerven. Dort kannst du dir erlauben, dich zu zeigen wie du bist, auch mit Wut, Traurigkeit oder Frust. Das belebt und schafft sogar Vertrautheit.

Hier nun ein paar bewährte Tipps und ganz praktische Beispiele, die dich unterstützen, deine Kommunikationsfähigkeit zu verbessern und deinen Stil zu finden.
Ich selbst setze sie täglich ein und trainiere mich darin.

1. Klärt, um wen es gerade geht
In jeder Art von Gesprächen ist es hilfreich, zu klären: Um wen geht es jetzt? Bleibt erst mal bei einer Person, bevor ihr am Seil hin- und herzieht.
Zum Beispiel stellt klar: „Also jetzt will ich erst mal nur hören, was du dazu denkst“ oder „Lass mich bitte erst mal alles sagen, was mir wichtig ist, bevor du deine Sicht erzählst“. Das erlaubt dem Zuhörer, wirklich zuzuhören. Er braucht nicht nebenbei schon nach einer Lösung oder einer Antwort zu suchen. Es darf nur um den einen gehen.
Zwischendrin kannst du dich auch mal vergewissern: „Bei wem sind wir eigentlich gerade?“
Beispiel: Dein Mann sagt am Abendbrottisch, dass es ihm zu laut ist. Statt darauf anzuspringen und sofort zu dir überzugehen, kannst du dir sagen, dass es jetzt erst mal nur um ihn geht. Es war seine Aussage. Ihm ist es zu laut, was will er damit ausdrücken? Und du könntest fragen: „Dir ist es zu laut? Was brauchst du gerade?“ Dann erzählt er vielleicht von seinem anstrengenden Tag und was alles schiefgelaufen ist, und sobald das raus ist, kann er sich euch zuwenden und mit euch zusammen zu Abend essen.

Und, ist dir etwas aufgefallen? Du musstest gar nichts verteidigen, wegreden oder für Ruhe sorgen. Du bist einfach bei ihm geblieben. Wenn du dich angegriffen gefühlt hast, hat das eine andere Ursache, die nicht am Tisch geklärt werden muss und der du später nachgehst. Sprich die Person später noch mal darauf an. Dann geht es um dich und deine Gefühle, zum Beispiel, dass du dich angegriffen gefühlt hast.

2. Streitspiralen unterbrechen

Was ist dein spontaner Impuls, wenn zwei Kinder sich streiten? Du gehst dazwischen. Du unterbrichst und beruhigst. Du sorgst dafür, dass sich jeder erst mal runterfahren kann, und dann schaust du, wie du bei der Lösung helfen kannst. Bei Erwachsenen tun wir das leider oft nicht. Wir lassen es laufen. Wir steigern uns hinein und überlassen unseren Emotionen das Feld, welches schnell zu einem Kampffeld wird. Diese schwierigen Gespräche, die zu nichts führen und sich immer im Kreis bewegen, bringen euch nicht näher. Im Gegenteil: Sie schaffen immer mehr Abstand, Kälte und Frust.

Ihr zieht am Seil in verschiedene Richtungen.

Um aus der Situation rauszukommen und darüber zu sprechen, worum es wirklich geht, solltet ihr stoppen. Mit Paaren bespreche ich das manchmal so, dass sie für einen bestimmten Zeitraum eine Absprache treffen. Sobald sie auf solch eine Streitspirale zusteuern, ist einer von ihnen verantwortlich, zu unterbrechen. Eine Woche der eine, die andere Woche der andere. Das klappt wunderbar und viele Paare können sich auf diese Weise diese dauerhaften Streitereien abgewöhnen. Ernste Themen können in einer entspannten Atmosphäre viel besser besprochen werden. Dafür planen sie gemeinsam Zeiten ein, wo beide ausgeschlafen, satt und einigermaßen zufrieden sind.

Es kostet sonst zu viel der wertvollen Zeit, die eh oft knapp bemessen ist, wenn sie sich da noch einem Tauzieh-Wettkampf hingeben. Das Gleiche gilt für andere Konfliktgespräche. Wenn es sich emotional so aufgeladen hat, dass ihr euch nur noch im Kreis dreht, dann legt lieber eine Pause ein und nehmt zu einem späteren Zeitpunkt den Gesprächsfaden wieder auf.

3. Gesprächsvorbereitung

Hast du ein Thema, was du wirklich gern mit jemandem besprechen willst, dich aber davor scheust? Dann kann dir der Drei-Schritte-Vorbereitungsplan super helfen.
Je bewusster und achtsamer du in das Gespräch gehst, desto besser kann es dir gelingen, dein Anliegen gut vorzubringen, neue Erkenntnisse zu gewinnen und eine Lösung zu finden.
Ich schreibe mir dazu oft ein paar Worte auf, während ich mir Gedanken zu diesen Fragen mache:

Step 1.
Was ist das Ziel für mich mit diesem Gespräch? Was will ich erreichen?
→ Zum Beispiel: Ich will mehr Informationen, um eine Entscheidung treffen zu können. Ich will den anderen besser kennenlernen. Ich will mitteilen, womit ich ein Problem habe. Ich will gemeinsam einen Weg suchen.

Step 2.
Wer willst du während des Gesprächs sein? Wie willst du für dich sein?
→ Zum Beispiel: selbstsicher; Zuhörer; Beobachter; jemand, der ehrlich sagt, was er denkt; geduldig; offen für neue Ansichten; selbstbewusst; jemand, der zu sich steht; einfühlsam; jemand, der weiß, was er will; mutig; jemand, der vertraut.

Step 3.
Wie willst du aus dem Gespräch herausgehen? Wann war es für dich ein gutes Gespräch?
→ Zum Beispiel: stolz auf mich, wenn ich alles sagen konnte, was ich mir vorgenommen habe; wenn ich mehr vom anderen weiß; wenn wir eine Lösung haben; wenn ich nicht emotional zusammengefallen bin; wenn ich nichts gesagt habe, was ich bereue; wenn wir nicht geschrien haben; wenn der andere zugehört hat.

Den letzten Punkt finde ich besonders wichtig. Überlege dir eine Sache. Nur eine! Wenn du am Ende sagen kannst, z. B. „Ich habe alles sagen können, was mir wichtig war.", dann war das ein gutes Gespräch. Sei zufrieden und sieh das als Erfolg. Das war es, was du wolltest.

4. Die drei Stufen der Ehrlichkeit

Vielleicht helfen dir diese drei Stufen. Dann kannst du dir klar werden, wo du gerade stehst. Welchen Weg du noch vor dir hast, und dass es schon richtig mutig ist, eine Stufe höher zu gehen. Bei unterschiedlichen Menschen wirst du merken, dass du auch auf unterschiedlichen Stufen bist. Das ist voll okay.

Stufe 1. Du sagst, was du nicht meinst – du lügst
Zum Beispiel du sagst: „Ich freue mich, dass du mich gefragt hast, ob ich den Kuchen noch mitbringe. Das mache ich gern", wenn du es eigentlich unfair findest, dass du schon wieder gefragt wurdest und es nicht gern machst.

Stufe 2. Du sagst nichts, was du nicht so meinst
Zum Beispiel „Ich habe deine Frage gehört und bringe den Kuchen mit." Du erwähnst einfach nur die Tatsachen, spielst nichts vor, aber bist auch nicht ehrlich, was du wirklich darüber denkst.

Stufe 3. Du sagst ehrlich, was du denkst und zeigst dich
Zum Beispiel „Deine Frage ist angekommen, doch es ist mir diesmal zu viel, und ich finde, du könntest auch mal jemand anderen fragen."

Was denkst du, wo entsteht am meisten Nähe und Verbindung? Was führt zu authentischen und echten Beziehungen? Was baut Vertrauen und Wertschätzung auf?
Klar, auf der dritten Stufe. Dort gibst du dem anderen die Möglichkeit, dich echt kennenzulernen und du gehst mit dir selbst respektvoll um. Das ist soziale Kompetenz.

Erinnerst du dich noch an das Eingangszitat von Sandra Wilson?
„Die Wahrheit macht uns frei. Aber zunächst einmal macht sie uns unglücklich." Vielleicht verstehst du es jetzt besser? Da gibt es einen Weg

in die Freiheit. Doch der führt über die Wahrheit. Ziel ist es, sich den Wahrheiten zu stellen und sie auch zu kommunizieren. Wenn es dir mehr und mehr gelingt, ehrlich und wahrheitsgemäß zu kommunizieren, wirst du immer freier in dem, was du sagst. Du wirst unbefangener von dir erzählen können und neugierig bleiben auf den anderen.
Nehmt euch als Paar zusätzliche und unbeschwerte Zeit. Das ist eine Zeit, in der nichts besprochen und geklärt werden muss, sondern in der ihr gemeinsam lacht, was unternehmt und für gemeinsamen Gesprächsstoff sorgt, der euch Spaß macht. Das wird schon bald für ein neues Gesprächsklima sorgen.

Ich wünsche dir viel Freude mit den Anregungen. Sei mutig und probiere mal aus, was passiert, wenn du nicht mehr am Seil ziehst.

KAPITEL 16:

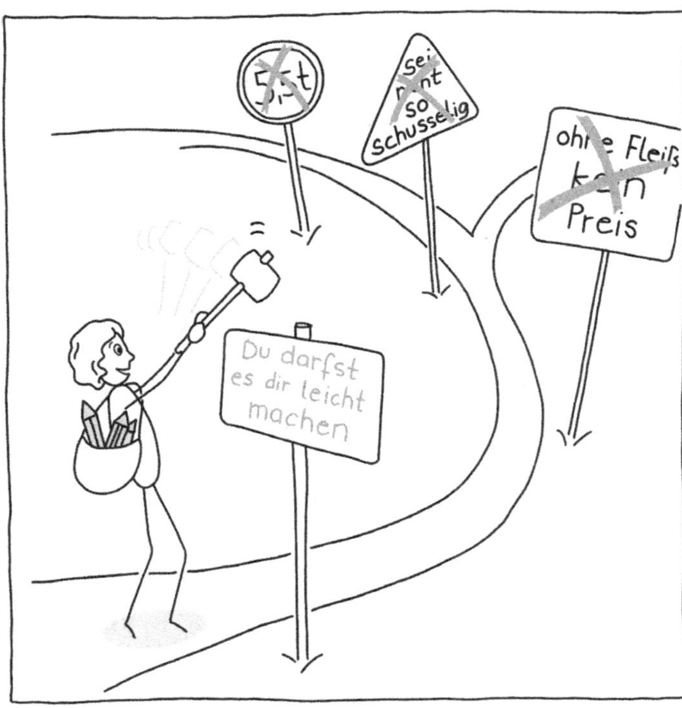
5,5t
sei nicht so schusselig
ohne Fleiß kein Preis
Du darfst es dir leicht machen

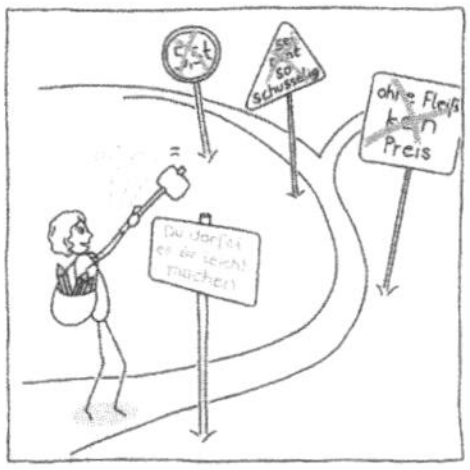

NACKENVERSPANNUNGEN UND WASSERKOCHER –

Warum du dir das Leben leichter machen darfst

Boah, warum ist das so schwer? Was hab' ich mir da in den Kopf gesetzt, ein Buch zu schreiben? Hätte ich gewusst ...
Ich greife mir in den Nacken, drücke mit der Hand fest gegen meinen Hals und ziehe den Kopf schräg zur Seite. Uah, das zieht ganz schön. Ich bin angespannt und verspannt. Ein paar Minuten Schulterkreisen und das Wärmekissen tun mir gut.
Im Schneidersitz hocke ich auf dem Bett im Gästezimmer bei meinen Töchtern in Berlin. Die Vorstellung, einen Teil des Buches in Berlin zu schreiben, hat mir gefallen.
Doch jetzt habe ich schon 3-mal den Laptop aufgeklappt, um an diesem Kapitel weiterzuarbeiten. Ich komme einfach nicht weiter, komme nicht rein, und tue mich schwer, das Kapitel in Form zu bringen, zu überarbeiten und endlich fertig zu machen.

Ich brauch erst mal 'nen Tee, lenke ich mich ab und wühle mich aus der warmen Kuscheldecke, lege das Wärmekissen beiseite und stehe frustriert auf. Träge schlappe ich in die schöne Altbauküche. Ich weiß, das Prokrastinieren mich nicht weiterbringt, aber es geht gerade nichts anders.

Während ich dem gläsernen Wasserkocher zuschaue, wie das Wasser zu sprudeln beginnt und immer höhere Wellen schlägt, schießt es mir durch den Kopf: Alter, Angela! Es ist das Kapitel, wie du es dir leichter machen kannst, und du machst es dir so schwer. Crazy! Ausgerechnet bei dem Thema fällt es mir so schwer, reinzukommen. Schon verrückt. Hier also direkt der Beweis: Es ist sehr leicht, sich's schwer zu machen. Und genau das ist es, was mir augenblicklich einen neuen Kick gegeben hat. Durch diesen Gedanken fühle ich mich erleichtert.
Ertappt.
Entlarvt.
Es geht so schnell. Es passiert fast unbemerkt. Und auch ich bin nicht gefeit davor. Das ist normal. Es gehört dazu. Es passiert und ich bin mittendrin.
Mir gehen viele Gedanken durch den Kopf. Das hier mit dem Schreiben des Kapitels ist ja nichts Existenzielles. Ob ich das heute mache oder an einem anderen Tag, ob in Berlin oder sonst wo ... Es ist egal.
Und sollte ich es wirklich nicht hinbekommen, lasse ich das Kapitel einfach raus. Merkt keiner.

Doch mir fallen viele andere Situationen ein, wo es mir ähnlich geht. Ich tue mich schwer. Es fühlt sich schwer an und manche Themen belasten und beschweren mich. Manchmal sind es kleine Alltagssituationen, ich schleppe die Möbel allein von A nach B, ich grüble tagelang, welches Essen ich nun zum Buffet mitbringe, ich diskutiere ewig mit meinem Mann, ob die Gartenhütte jetzt 1,5 Meter oder 2 Meter breit werden soll, und so weiter, und so fort.
Da habe ich noch nicht die wirklich lebenswichtigen Bereiche aufgezählt, wo wirklich viel dran hängt. Beziehungen, Kindererziehung, Berufsentscheidungen, Wohnungswechsel und, und, und.
Warum machen wir es uns oft so schwer?

Lass uns da mal genauer hinschauen. Was steckt dahinter? Was schwer für uns ist? Warum fällt es uns so schwer, den leichten – vielleicht kürzeren Weg – zu gehen? Was hilft uns, diese selbst produzierte Schwere loszulassen? Wie können wir immer mehr mit Leichtigkeit und Gelassenheit an die Dinge rangehen?

Ich habe in meinem Büro eine kleine Karte stehen:
„Du darfst es dir leicht machen."

Wie oft hat mir diese kleine Erinnerung schon geholfen. Manchmal ist es nur der kurze Blick darauf und, ich weiß sofort, was zu tun ist, wenn es die leichtere Variante sein darf. Es ist wie eine Erlaubnis für meine Seele. So, als ob ich dann sagen kann: „Ja, also die Karte hat gesagt, ich darf es mir leicht machen. Also mache ich es auch. Sie hat's erlaubt."

Ich will dir hier auch die Erlaubnis geben. Die Erlaubnis, es dir so leicht wie möglich zu machen. Lass uns gemeinsam Vertrauen in die leichten Wege gewinnen. Wir tragen oft zu viel mit uns herum, was uns von einem entspannten Leben abhält. Wie eine schwere Handtasche, die lange nicht ausgemistet wurde. Darin haben sich tausend Kleinigkeiten angesammelt. Alles kleine Gedanken und Erfahrungen, die für sich selbst nicht viel Gewicht haben. Aber in der Summe ist das ziemlich schwer. „Sei nicht so schusselig" oder „Wenn du zu naiv bist, wirst du betrogen", „Ohne Fleiß kein Preis" oder der Klassiker „Erst die Arbeit, dann das Vergnügen".
Sätze, die du gehört hast und die sich wie ein zerknüllter Kassenbon unten in der Handtasche eingenistet haben. Wir glauben Dinge über uns, die es fast unmöglich machen, mit Leichtigkeit durchs Leben zu gehen.
Woran erkennst du, dass du es dir schwer machst?
Hier mal ein paar Beispiele:

Du bist oft genervt und gereizt.
Du fühlst dich unverstanden.
Du hast oft Kopfschmerzen, Bauchschmerzen, Rückenprobleme, Verspannungen ...

Du weißt oft nicht, wo du anfangen sollst mit all den Dingen, und verzettelst dich.
Du hast Schlafprobleme.
Du machst dir viele Sorgen.
Du hast zu wenig Zeit für dich.
Du fühlst dich oft ausgenutzt .
Du regst dich auf, dass alle zu dir kommen mit ihrem Kram.
Du bist oft unsicher und zögerst lange mit einer Entscheidung.
Du hast immer wieder die gleichen Beziehungskonflikte.
Du hast manchmal das Gefühl, nichts mehr im Griff zu haben.
Du bist gehetzt und hast das Gefühl, von anderen gelebt zu werden.

Das alles können Anzeichen sein, dass du belastet bist und es dir nicht gerade leicht machst. Ja, das meine ich auch so. Denn tatsächlich sind wir es meistens selbst, die es uns schwer machen. Zumindest schwerer, als es sein müsste.

DU BIST DAMIT NICHT ALLEIN. Das geht sehr vielen so. Ich habe mich ja schon geoutet.
Manchmal ist es ja fast ein Battle, wer es schwerer hat, für wen es anstrengender ist und wer am meisten Stress hat. Ich fühle mich in manchen Kreisen schlecht, wenn ich sage „Oh, bei mir ist es gerade richtig gut und bin nicht gestresst“. Da kommt direkt mein schlechtes Gewissen hoch. So, als wenn ich etwas nicht ernst nehme, oberflächlich bin oder etwas übersehen habe. Schluss damit! Das will ich nicht mehr.
Die erste Frage, die ich mir dann gern stelle, ist:
Was glaube ich, passiert, wenn ich es mir leicht mache?
Die Antwort auf diese Frage zeigt die Richtung, wo mein wirkliches Thema liegt.
Was können mögliche Antworten sein?
... dann bin ich leichtsinnig.
... wird es schief gehen.
... bin ich oberflächlich.
... stehe ich als faul da.
... bin ich egoistisch.

... wird es zu teuer.
... hat es keinen Wert.
... sind andere enttäuscht.

Meist ist einer unserer inneren Werte in Gefahr. Etwas, was für dich sehr wichtig ist oder woran du deinen Selbstwert festmachst. Es kann auch eine innere Überzeugung sein, die sich wie die absolute Wahrheit anfühlt:

Von nichts kommt nichts.
Eine Ehe ist viel Arbeit.
Kindererziehung ist schwer.
Als Mutter muss man viel leiden.
Der schwere ist der richtige Weg.
Die Teenagerzeit ist sehr anstrengend.
Wenn man Kinder hat, ist es mit der Paarzeit vorbei.
Gute Noten zeigen deine Fähigkeiten.
Ich muss alles richtig machen.
Ich muss alles allein schaffen.
Ich darf keine Hilfe annehmen.
Ich darf nicht leichtfertig sein.
Naiv sind nur dumme und oberflächliche Menschen.
Was lange währt, wird endlich gut.

Hast du dich bei einem der Sätze wiederentdeckt? Was kennst du? Oder welche Überzeugung ist dir eingefallen?
Diese Überzeugungen trägst du ständig mit dir herum. All das schleppst du in deiner Handtasche mit dir. Und das ist es, was dir dein Leben oft schwer macht. Sie sind zu unbewussten Regeln und Prioritäten geworden. Gewichte, die an dir hängen wie alter nutzloser Krempel.
Stell dir vor, es fällt dir leicht, Entscheidungen zu treffen. Du bist sicher, in dem, was du willst, was du nicht willst und was für dich passt. Stell dir vor, du zermürbst dich nicht mehr wegen Kleinigkeiten und Dingen, die es nicht wert sind. Stell dir vor, du kannst den einfachen Weg gehen und die Freude des Lebens genießen. Wie cool wäre es, ohne

schlechtes Gewissen naiv zu sein und Dinge auszuprobieren.
Klingt so toll, dass man sich fragt: Warum mach ich's mir eigentlich immer wieder so schwer und nehm's nicht leichter?
Warum hänge ich in der Grübelspirale und komme so schlecht da raus?

In der Systemischen Beratung gibt es eine Bezeichnung für den Moment, wo man einen Ansatz findet, der helfen kann, die Lage zu entschärfen oder zu erleichtern, doch, wo der Klient in dem Moment noch nicht mitgehen kann. Zu „lösungsverdächtig", heißt es: Es ist verrückt, aber die Seele hat Angst, dass es zu leicht wird. Dass das Problem tatsächlich gelöst werden kann. Die Skepsis steigt auf: „So leicht kann es doch nicht sein."
Leider ist es so, dass ein schwerer Weg, ein Ziel, das mit viel Anstrengung erreicht wird, für viele einen höheren Wert hat, als etwas, was mit wenig Aufwand geschafft werden kann.
Die Last und Anstrengung ist eine Art Belohnung und Bestätigung. Und diese würde man ja verlieren, wenn es einfach geht.

Ich denke da an Anna, eine nette und offene Frau, die ein großes Problem mit ihren Schwiegereltern hatte. Es war wirklich schwer und sie hat viel versucht, mit ihnen klarzukommen und ihr Wohlwollen zu gewinnen. Sie ist regelmäßig zu Besuch gekommen, hat geholfen, wo sie konnte, hat besondere Geschenke gemacht und war sehr frustriert, weil alles nichts geholfen hat. Die beiden akzeptierten sie einfach nicht, hackten immer auf ihr herum und machten sie in der Familie schlecht. Auch ihre Grenzen haben sie ständig übergangen. Sie standen unangemeldet vor der Tür, obwohl Anna sie mehrfach um Anmeldung gebeten hat, und sie brachten die Enkel oft nicht zur vereinbarten Zeit zurück. Im Gesprächsprozess hat Anna verstanden, dass sie da eine Vorstellung an die Beziehung zu ihren Schwiegereltern hat, die nicht realistisch ist. Sie versucht, etwas zu erreichen, was sie nicht schaffen konnte. Doch „einfach" dieses Idealbild loszulassen, war für sie nicht möglich. „Was wäre dir möglich, wenn du nicht mehr diese Erwartung hast?", fragte ich. „Das geht doch nicht", sagte sie wie aus der Pistole geschossen. Ich wartete einen Moment, und schweigend schaute sie in die Kerze auf dem Tisch. Nach einer Weile sagte sie leise: „Ja, das wäre schon toll, ich hätte viel weniger Stress, würde nicht so oft dorthin fahren müssen, könnte viel entspannter sein." Es arbeitete in ihr. „Aber nein, das geht doch nicht. Das darf ich nicht. Ist doch Familie. Da kann ich es nicht einfach mal gut sein lassen." Für Anna klingt das viel zu einfach. So leicht darf sie sich's selbst nicht machen. Noch nicht.

Überlege dir, ob es wirklich den Preis wert ist, den es dich kostet, wenn du es dir schwermachst. Willst du weiterhin stundenlang grübeln, seufzen und klagen, wie schwer das alles ist?

Es gibt auch einfachere Wege. Es gibt Lösungen, die nicht viel kosten und Probleme beenden können. Dieses Beenden bringt Entspannung. Es schafft Platz. Es ermöglicht dir einen leichteren Umgang mit den Dingen, die dich beschäftigen. Doch den Müll musst du selbst aus der Tasche packen.

Hier kommen drei Schritte für einen Anfang. Dein Anfang, mehr Leichtigkeit und Lebensfreude in dein Leben zu holen.

1. Lokalisiere, wo du es besonders schwer hast (wähle dir eine konkrete Situation aus)
Wo fühlt es sich anstrengend und schwer an? Welche Situationen quälen dich?
Zum Beispiel: „Ich krieg die Krise, wenn ..."
„Ich hasse es, wenn ..."
„Mir fällt es schwer, dass ..."
„Mit ... tue ich mich schwer ..."
Am Beispiel von Anna ist es die Beziehung zu den Schwiegereltern.

2. Überlege, welche Angst, welcher Glaubenssatz dahinter steckt
Welcher Satz hält dich ab, diese Situationen zu entspannen?
Welche Sorge macht es dir schwer?

Anna zum Beispiel glaubt, sie muss ein super Verhältnis zu ihren Schwiegereltern herstellen, nur dann ist sie von ihnen akzeptiert und eine gute Schwiegertochter.

3. Was müsstest du loslassen, um es dir leicht zu machen?
Welches ungeliebte Gepäck in deiner Handtasche darfst du aussortieren und entrümpeln? Was müsstest du wollen, damit es leichter wird?
Für Anna würde das Loslassen ihrer Idealvorstellung helfen, dass sie es leichter hat mit ihren Schwiegereltern. Sie hätte sofort mehr Zeit, weniger Wut und Stress.

4. Wage es und mach es dir leicht
Wenn du das nächste Mal wieder in der gleichen Situation steckst und merkst *Oh, es ist schon wieder so schwer*, dann stoppe und gehe den einfacheren Weg. Probiere es an diesem Tag. Wage es und folge der Leichtigkeit.

Weil Leichtigkeit zur Freude führt.

Wenn Anna wieder zum Telefonhörer greift, um ihren nächsten Besuch zu vereinbaren, kann sie es einfach mal lassen und schauen, was passiert. Sie kann diese Zeit nutzen, um sich einen Kaffee zu machen, oder in dieser Zeit eine kurze Runde um den Block laufen. Zeit, die ihr dann gehört. Zeit, die sie entspannen und ausgleichen kann.

Doch die Frage ist, erlaubt Anna sich, diesen leichteren Weg zu wählen? Ist sie bereit, ihre Vorstellungen und Bemühungen loszulassen? Kann sie weniger tun? Will sie diesen Weg einschlagen?

Ja, es wird sie am Anfang etwas kosten und vielleicht gibt's auch erst mal Gegenwind. Doch Anna kann diesen Weg gehen. Sie kann dadurch mehr Entspannung in ihrem Leben gewinnen und dieses Problem kleiner werden lassen. Sie braucht nicht an dem festzuhalten, was sie bisher getan hat. Sie kann es sich auch leichter machen und sich nicht immer wieder den gleichen schwierigen Situationen aussetzen. Sie kann mit einer aufgeräumten, leichten und sauberen Handtasche unterwegs sein.

Noch mal zu meinem schwierigen Start in diesem Kapitel. Du siehst, solche Situationen können immer wieder auftauchen. Doch, wenn du sie ertappst, kannst du das Ding drehen. Als ich den Gedankenblitz hatte, dass es verrückt ist, bei dem Thema Leichtigkeit mich so schwerzutun, konnte ich kurz schmunzeln und reflektieren, was dahinter steckt. Und siehe da. Ich wollte es besonders gut machen. Es sollte ein besonders leichtes und flockiges Kapitel werden und Lust auf mehr Leichtigkeit machen. Da muss ich schon viel nachdenken und besondere Anstrengung hineinstecken, oder? Doch halt, war es das, was ich sagen will? Nein, nein, nein!!

Ab da ging es leicht, diesen Krempel auszupacken und ich habe mir ganz bewusst gesagt: Stopp Angela! Mach's dir leicht und fang einfach an. Bleib bei dir!

Es ist auch deine Entscheidung, welchen Weg du wählst.
Jeder Tag gibt dir die Möglichkeit, den schweren Weg zu gehen. Den Weg, wo du dir alles 1000-mal überlegst, alle Eventualitäten durchgehst und du von dir selbst mehr verlangst als nötig ist. Du kannst es machen wie immer, der inneren Stimme folgen.
Doch überlege dir gut, was dich das alles kostet. Denn es gibt auch diesen anderen Weg. Der Weg, wo du mutig deine Entscheidungen triffst. Tage, an denen du einfach der Freude und Leichtigkeit folgst. Auch mit dem Wissen, dass du vielleicht mal etwas übersiehst oder bereust. Doch deine Leichtigkeit und Gelassenheit ist es wert und bringt dir Kraft, von der du gar nicht mehr dachtest, dass du sie hast. Weißt du, dass viele Grübeln und Suchen nach dem Haken kostet wertvolle Lebenszeit und beschwert unnötig.
Wenn du mich fragst, Schwermut steht dir nicht.

Erstelle dir doch auch ein Schild mit der Aufschrift „Ich darf es mir leicht machen!".
So wirst du jeden Tag daran erinnert, dir diese Erlaubnis zu geben.

Pack deine Tasche neu. Ich drehe meine Handtasche manchmal einfach um und schütte alles aus. Ich werfe alles auf einen Haufen und sortiere dann den ganzen Müll aus, räume alles wieder ordentlich ein, entmiste mein Portemonnaie, fülle mein kleines Hygienetäschchen auf und lege Sachen weg, die ich gar nicht unterwegs brauche. Es ist immer ein megagutes Gefühl, dann mit dieser leichten Tasche loszuziehen. Nichts, was mich beschwert, was mir im Weg ist oder ich völlig umsonst rumschleppe.
So kannst du es auch mit deinen beschwerenden inneren Überzeugungen tun.
Ausmisten.
Frisch machen und losziehen.

KAPITEL 17.

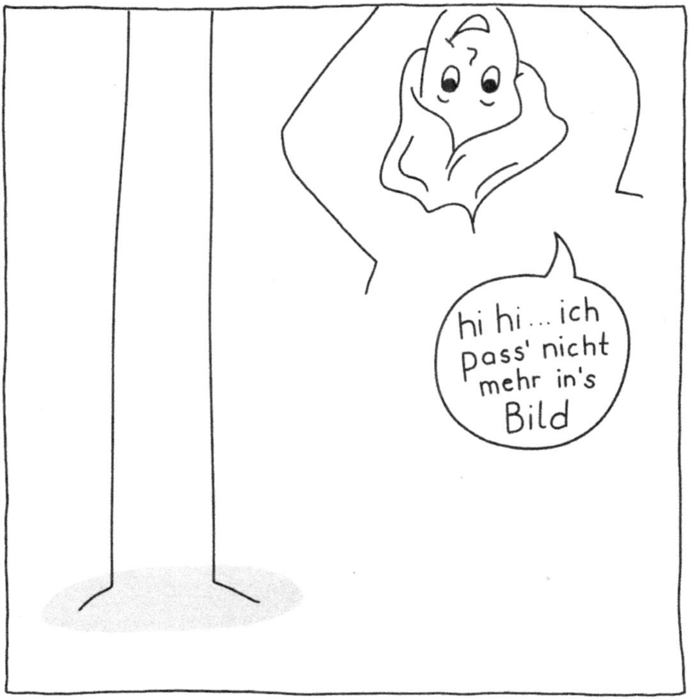

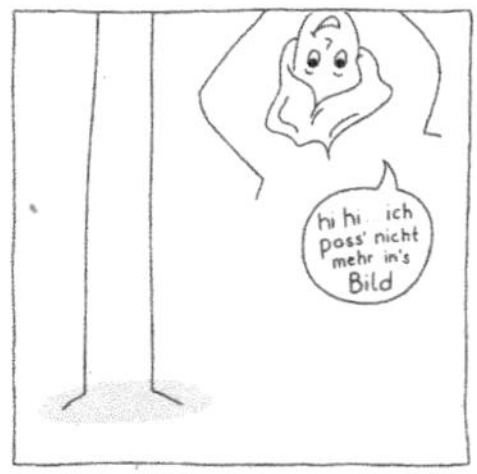

WEIL JEDER TAG ZÄHLT –

Lebe deine wahre Größe

Ich laufe an den Grabsteinen vorbei. Unter mir knirscht der Kies. Ein feiner Waldgeruch umgibt mich. Ich lasse meinen Blick schweifen. Immer wieder bleibe ich vor einem Stein stehen. Ich lese die teils verblassten Namen. Es ist immer das gleiche Muster: ein Sternchen und ein Kreuz mit einer Zahl. Ich rechne mir das erreichte Alter der Verstorbenen aus. Dazwischen war ihr Leben. Keiner dieser Steine gibt mir Auskunft, wie dieses Leben gelebt wurde. Ich stelle mir vor, dass zusätzlich die Zahl des Lebens auf dem Grab steht. Erna, 76 Jahre voller Energie.
Paul, 12 kurze lebendige Jahre. Luise, 80 Jahre in dieser Stadt. Roland, deine 66 Jahre hast du voll ausgekostet. Neugierig betrete ich den Weg, der mich hinter eine alte Eiche führt. Die Gräber liegen nicht nur abseits, sondern sind auch verwildeter. Efeu hat sich im Laufe der Jahre auf die Beete und Grabsteine gelegt.
Vorsichtig schiebe ich einen kleinen Ast zur Seite und erkenne den Schriftzug „Für immer in unserem Herzen“ und daneben "Unvergessen – ruhe in Frieden“. Wer waren Anna und Kurt? Ich vermute, dass die Menschen, die Anna und Kurt in ihren Herzen bewahren wollten, ebenfalls nicht mehr da sind. Zumindest lässt der Zustand des Grabes

darauf schließen. Etwas traurig gehe ich weiter.
Mir kommt der Gedanke, irgendwann werden andere an meinem Grab vorbeikommen. Die meisten werden mich nicht kennen. So wie ich an den Gräbern vorbei spaziere, werden sie an mir vorübergehen.
Ich setze mich auf eine Bank und will den stillen Moment anhalten. Ich schaue mich um. Überall Andenken an ganz besondere einzigartige Menschen. Das bewegt mich.
Ich freue mich immer, wenn der Grabstein ein wenig mehr über den oder die Verstorbenen verrät. Studienrat, Oberbürgermeister, Gefallener, Familie, Lehrerin, Mutter oder Arzt. Dann frage ich mich, wie sich das Leben wohl angefühlt hat, zu dieser Zeit? Was haben sie erlebt? Was waren ihre Zweifel, Schmerzen und Herausforderungen? Waren sie glücklich? Wie haben sie mit ihren Liebsten die Zeit verbracht? Was haben sie unternommen, womit haben sie sich gegenseitig überrascht und was waren ihre Träume? Sicher haben sie sich genauso gestritten und geliebt wie wir.
Am liebsten mag ich die Gräber mit Foto. Ich versuche, die Gesichter zu lesen und gehe in einen Dialog mit dem Bild. Gern würde ich meine Fragen stellen und mehr erfahren. Doch es bleibt meiner Fantasie und Menschenkenntnis überlassen, Hypothesen aufzustellen über das Leben dieser Menschen.

Da setzt sich ein Vögelchen auf den Grabstein direkt neben mir und mein Gesicht entspannt sich zu einem Lächeln. Etwas Lebendiges. Das tut gut.
Ich sage im Flüsterton: „Hey du, ich bin Angela. Willst du wissen, wer ich bin? Darf ich dir erzählen, wer ich bin? Magst du hören, was ich schon über mich weiß und wie ich lebe?"

Kaum eine Sache bringt mich so sehr in Bewegung wie ein Spaziergang über den Friedhof. Es belebt mich so sehr, dass ich in die Umsetzung kommen will. Ich bekomme Lust, das Leben auszukosten und bewusst zu genießen.
Dann erkenne ich: Ich bin da!
Jetzt und hier!

Mich gibt es.
Ich lebe.
Dann wird mir klar: Zu oft lasse ich mich abhalten, jagen und runterziehen.
Beschäftige mich zu viel mit Sorgen, meinem Minderwert, Ängsten, Unsicherheiten und Meinungsverschiedenheiten.
Als ich von der grünen alten Bank aufstehe, schreckt das Vögelchen auf und fliegt davon. Ich schaue ihm nach, bis es hinter den Bäumen verschwunden ist.
Mit einer neuen Entschlossenheit drücke ich das eiserne Tor auf. Es quietscht und scheppert, als ich es schließe und den Friedhof verlasse.
Ich atme tief ein und wieder aus. Es ist, als entferne ich mich vom Tod und kehre ins Leben zurück.
Noch einmal atme ich tief ein und wieder aus. Fühle meinen Puls, das Leben in mir.
JA! hallt es in meinem Kopf.
Ein neues JA.

JA zu meinem Leben.
JA zu mir.
JA zu meiner Größe.

Sei, der du bist! Nicht mehr, nicht weniger, aber der sei!
Peter Altenberg

Mit diesem letzten Kapitel zeige ich dir dein neues JA.
JA zu deinem Leben.
JA zu dir.
JA zu deiner Größe.

Es gibt dich nur einmal und es wird dich nie wieder geben. Deine Zeit ist jetzt! Höre auf, dich abzulehnen, klein zu halten oder zu verstecken. Ich will dir helfen, deine Größe zu entdecken und anzunehmen. Ja, genau: annehmen.

Was wäre, wenn du deine volle Größe lebst?
Hast du dir diese Frage schon mal gestellt? Hast du eine Idee von deiner Größe? Von dem, was in dir lebt und nach draußen will? Gibt es da etwas, womit du die Welt bereichern könntest, aber du hältst es noch zurück?
Was hindert dich daran, alles zu geben, alles zu zeigen und zu dir zu stehen?
Es gibt keinen perfekten Menschen. Wenn ich auf dem Friedhof Menschen frage, die an den Gräbern ihrer Lieben stehen, erzählen sie die verschiedensten Geschichten. Geschichten, in denen die Person glänzte, besondere Tage aus ihrem Leben und Highlights. Genauso aber auch Geschichten von schweren Tagen, Macken und Herausforderungen. Sie erzählen, was ihnen in Erinnerung geblieben ist.

Du entscheidest heute, was später über dich erzählt wird.
Wird man dich so beschreiben, wie du wirklich warst? Was weiß man über dich? Was wird hängenbleiben? Was hast du von dir gezeigt? Mein Wunsch ist es, dass sich keiner betrogen fühlt, weil er nach meinem Tod Dinge erfährt, die ich nie ausgesprochen habe. Ich möchte ein Gefühl von „Angenommensein" hinterlassen. Meine Mitmenschen sollen sich frei fühlen, mich so zu beschreiben, wie ich war. Mit all meinen Stärken und Schwächen. Ich will, dass sie mich kannten, weil ich mich kannte, und genau das gelebt habe.

Fühlst du dich in deinem heutigen Leben eingeengt? Hast du manchmal das Gefühl, du kannst deine Flügel nicht so richtig ausbreiten? Hast du eine Sehnsucht in dir, die du nicht so richtig fassen kannst? Gehst du oft durch deinen Tag und fragst dich am Abend, was du eigentlich gemacht hast?
Scheint das, was du willst, so unerreichbar und utopisch? Zu viel für ein ganzes Leben?
Bist du auf der Suche nach deiner Einzigartigkeit? Hast du deine Leidenschaft verloren? Möchtest du noch mal die Karten neu mischen und etwas Verrücktes ausprobieren? Bist du noch am Herausfinden, wie du leben willst? Mit wem, wo und wie?

Willst du Altlasten loslassen, nervige und limitierende Glaubenssätze neu schreiben?
Bist du neidisch auf andere, die irgendwie ihr's gefunden haben? Die wissen, was sie wollen, und aufgehen in dem, was sie tun? Frustriert es dich, andere Familien zu sehen, die sich gut verstehen, und du fühlst dich einfach nur schlecht?

Aus dem Lied von Sophia Bauckloh (SOPHIA) „Wenn du die Augen schließt" (2022) kannst du eine wunderschöne Übung für dich machen. Ich empfehle dir, das Lied einmal anzuhören und deinen Gedanken freien Lauf zu lassen.

Was stellst du dir vor, wenn du die Augen schließt?
Wer würdest du sein, wenn dich sonst keiner sieht?
Und was würdest du tun, wenn alles möglich ist?
Wärst du dann so, wie du wirklich bist?
Was würdest du sagen, wenn dich keiner hört?
Wo würdest du sein, wenn keine Grenzen wär'n?
Was würdest du tun, wenn alles möglich ist?
Sei doch einfach so, wie du wirklich bist.

Wenn du das Lied hörst oder liest:
Welche Bilder siehst du vor dir? Was wird dir bewusst?
Welche Gedanken entstehen in deinem Kopf?
Was zeigt sich in diesem Augenblick?

Wenn du beginnst, in dich hineinzuhören, dir Zeit nimmst, um durchzuatmen und mal einen Augenblick auf dein Herz hörst, dann wirst du die Antworten in dir selbst finden.

Lass dich inspirieren von deiner eigenen Fantasie.

Glaube daran, dass du verdienst, glücklich zu sein.

Wir alle haben etwas Großes in uns.

Etwas Echtes.
Etwas Pures.
Und wir haben alle auch das Kleine in uns.
Das Unsichere.
Das Ängstliche.

Beide Anteile gehören dazu. Die Frage ist: Wie lenkst du deine Aufmerksamkeit?
Du kannst deine Aufmerksamkeit umlenken. Nicht weglenken – das ist ein kleiner, feiner Unterschied. Du darfst dich auf deine Stärken und Intuitionen fokussieren.
Was wäre, wenn du mit deiner Leidenschaft und Energie so beschäftigt bist, dass du keine Zeit für Selbstzweifel hast?
Stell dir vor, der Raum, in dem du dich austoben und entfalten kannst, ist riesig. So groß, dass du die Enge der alten und einschränkenden „Kleinhalterei" nicht mehr willst.
Die Sache ist die: Wir ziehen an, was wir sind, nicht, was wir wollen. Wir leben so, dass wir immer und immer wieder das erleben und „bekommen", was zu uns passt. Was zu dem passt, wer wir heute sind.

Doch, wo willst du hin? Was möchtest du noch ausprobieren? Was soll noch passieren und wo willst du auf jeden Fall dabei sein?
Worauf willst du deine Aufmerksamkeit lenken?

Du denkst vielleicht, dass dir viele Dinge nicht möglich sind, *Ich bin eben so und kann das nicht.*
Und ja. Du bist so! Doch, du kannst auch anders. Ganz anders, wenn du willst.
Weißt du, ich habe schon als Mädchen auf unserer Terrasse gesessen und Geschichten geschrieben. Geschichten über Freundinnen auf einem Pferdehof. Sie hatten Spaß, sie hatten Liebeskummer, sie hatten Flusen im Kopf und sie haben sich ihre Zukunft in den schillerndsten Farben ausgemalt. Auch Reime und Gedichte habe ich als Kind geschrieben. Einfach so, aus Spaß.
Irgendwann habe ich aufgehört, zu schreiben. In der Schule erlebte

ich, dass Deutsch scheinbar gar nicht meine Stärke ist. Ich hatte weder in Literatur, Rechtschreibung, Grammatik, Lesen und Schreiben gute Noten. Es war ein anstrengendes Fach für mich. Sehr anstrengend.
Dass ich dieses Buch geschrieben habe, war eine totale Aufmerksamkeitsumlenkung. Glaube mir, ich war so fest davon überzeugt, dass ich nie eine Autorin sein werde, dass es Jahre brauchte, um das Schreiben in mir wiederzubeleben. Es kam kein Verlag und kein Talententdecker auf mich zu und hat mich aus der Asche gehoben. In mir war dieser stille Traum, der geduldig auf mich wartete.
Es machte mir Freude, kleine, persönliche Reden zu schreiben. Und immer wieder kamen Menschen nach Seminaren und meinten, ich sollte ein Buch schreiben. Ich habe sie oft belächelt. Doch in mir spürte ich, dass ich das auch will. Aber leider, leider geht das ja nicht. Deutsch und so. Und außerdem, wer bin ich schon, dass ich mir einbilde, ein Buch zu veröffentlichen. Ist das nicht überheblich? Kann ich mit so viel Aufmerksamkeit umgehen? Was, wenn es ein erfolgreiches Buch wird und ich dem nicht gewachsen bin?
„Du bist eine Autorin, in dem Moment, wo du entscheidest, eine zu sein!“ Zack! Das war der Satz von Rebekka, meiner Buch-Coachin, der den Funke in mir entfacht hat. Ab da habe ich meine Aufmerksamkeit darauf gerichtet, alles aus mir hervorzuholen, was ich habe, um wieder zu schreiben. Schreiben, nicht nur für mich. Sondern ein Buch für andere. Was soll ich sagen, immer noch kommt manchmal ein Gefühl von *Bist du verrückt? Was tust du hier? Ist das gut genug?.*
Aber meine Entscheidung steht. Es war ein Traum seit meiner Kindheit und ich will am Ende meines Lebens sagen: Ich hab's getan. Ich hab's gewagt. Ich bin gewachsen und habe diese Größe gelebt. Und ich habe gelernt, ich muss es nicht alleine tun. Ich habe Menschen, die mir helfen und an meiner Seite sind.

Ich mache dir Mut, in dich hineinzuhören. Mit jeder neuen Erkenntnis über dich selbst bekommst du Klarheit, wer du bist. Du lernst dich besser kennen. Du spürst alte Träume und Talente auf.
Es kostet Mut, zu sich zu stehen. Auch zu den verrückten Träumen, zu den Sehnsüchten und Wünschen. Es ist einfacher, sich anzupassen,

und oft haben wir es leichter, wenn wir „klein" bleiben. Es ist bequemer und fühlt sich vertraut an. Veränderung macht Angst und bringt Unsicherheit mit sich.
Wenn du dich entfaltest, wenn du klarer wirst und die Dinge lebst, die dir wichtig sind und wo du so richtig aufgehst, dann wirst du zu Dingen, Aufgaben und Menschen „Nein" sagen müssen, die bisher zu deinem Leben gehörten. Und klar, das ist nicht schön. Ich kenne das selbst sehr gut. Manche Schritte in meinem Leben konnte ich nur allein gehen. Oder mit sehr wenigen Menschen an meiner Seite.
Doch es werden neue Menschen in dein Leben kommen. Neue Aufgabenfelder, neue Möglichkeiten und Gruppen. Du wirst wieder dazugehören. Menschen werden sich mit dir verbinden und genau das lieben, was du geworden bist bzw. du schon immer warst, aber jetzt auch lebst.
Es ist ganz natürlich, dass sich dein Umfeld verändert, wenn du dich veränderst. Das ist okay. Du darfst damit rechnen, dass es Menschen geben wird, die bleiben, und andere, die auf deinem Weg dazu kommen.

Wieso willst du Menschen gefallen, die dich nur so mögen, wie du dich selbst nicht magst?

Du glaubst, wegen bestimmten Menschen kannst du nicht echt sein?
Dreh das Ganze doch mal um.
Du bist echt, und dann entscheidet sich, wer zu dir gehört. Es geht dann nicht mehr darum, allen zu gefallen. Sondern darum, dir selbst zu gefallen und dann mit Menschen zu sein, die dich so annehmen und lieben. Diese Menschen lieben es, wenn du dich zeigst, groß wirst und sie mit deinem Sein umgibst. Sie fühlen sich von dir bereichert und nicht bedroht. Sie wollen bei dir sein und du fühlst dich frei in ihrer Gegenwart.
Du wirst ein Segen sein. Du wirst mit deiner Echtheit und Klarheit Sicherheit geben.

Wie kommst du zu deiner Größe?

Hier kommt eine Übung für dich. Es sind ein paar Fragen, die wir uns viel zu selten stellen. Fange bei der Frage an, die dich am meisten anspricht. Und dann bewege diese Frage in dir. Möglicherweise hilft dir ein Spaziergang oder eine gemütliche Ecke mit einer Tasse Kaffee. Wenn du magst, schreibe die Gedanken auf, die dir kommen. Ganz ungefiltert, ohne Bewertung. So, wie es dir in den Kopf kommt.
Wenn du ein kommunikativer Typ bist, dann kannst du als Alternative auch darüber sprechen. Unterhalte dich über diese Gedanken mit jemandem, dem du vertraust. Im Reden findest du deine Antworten, und während du sprichst, kommen dir schon Ideen, die dich beflügeln.
Los geht es mit den Fragen:

Was war deine beste intuitive Entscheidung?

Wer/wo bist du, wenn du dich stark fühlst?

Welche Erfahrung will deine Seele als nächstes machen?

Was würdest du dir gern erlauben?

Wo und wann bist du in deiner besten Energie?

Bei was, wem oder wo gehst du auf?

Vielleicht fällt dir zu der einen oder anderen Frage schnell etwas ein. Die Antwort ist klar in deinem Kopf. So, als wenn es schon die ganze Zeit wartet, dass du mal fragst und hinhörst.
Vielleicht brauchst du aber auch mehr Zeit. Weil diese Gedanken und Fragen so neu klingen. Es kann ungewohnt sein, darüber nachzudenken: Wer will ich sein?

Wenn ich an meine Friedhofsbank denke, werde ich sehr glücklich und dankbar. Ich weiß, dass sehr viele Menschen, die dort begraben

wurden, nicht so viele Möglichkeiten hatten wie ich es habe. Viele konnten sich leider nicht entfalten und das Leben neu beginnen.
Wir leben in einer Zeit, die uns erlaubt, näher hinzuschauen. Wir haben gute Anlaufstellen, um verletzende Erfahrungen aufzuarbeiten. Wir können Dinge ausprobieren und entscheiden, wo und wie wir leben möchten.
Das ist ein Privileg. Ich möchte die Möglichkeiten meiner Zeit ausschöpfen. Ich will bereichern und inspirieren. Will das Leben spüren und kennenlernen.

Und das wünsche ich dir auch:
Ich wünsche dir das beruhigende Gefühl, auf dem richtigen Weg zu sein.
Ich wünsche dir innere Ruhe, weil du weißt, du bist gut genug und wertvoll.
Ich wünsche dir die Gewissheit, dass du dich auf dich verlassen und dir vertrauen darfst.
Ich wünsche dir glückliche Beziehungen, Orte und Menschen, mit denen du dich tief verbunden und geliebt fühlst.
Und ich wünsche dir, dass du dich selbst liebst, so wie du bist. Nicht mehr und nicht weniger.

DANKE,

ein wahnsinnig großes Dankeschön

Oh man, dieses Buch hätte ich niemals allein erschaffen können.

In den letzten Jahren gab es immer wieder Menschen, die zu mir sagten: „Hey, Angela schreib' doch mal ein Buch!" Wenn du so jemand warst ... DANKE! Ich brauchte dich, um loszugehen. Danke, dass du an mich geglaubt hast, bevor ich es selbst tat. Du hast mir gezeigt, dass ich etwas weiterzugeben habe. Etwas, was sich lohnt, in ein Buch zu packen.

Matthias, du bist mein Ehemann und mein größter Unterstützer. Ich danke dir von Herzen für deine Geduld mit mir. Vor allem, wenn ich heulend und verzweifelt mit dem Laptop, dem Cursor, den Dateien und der Technik kämpfte. Nur du kennst diesen bestimmten Ausdruck in meinem Gesicht, wenn ich denke: „Ich schaffe es wirklich nicht." Dafür liebe ich dich. Danke, dass du meine schlechte Laune ausgehalten hast und dass ich dir stundenlang von meinen Gedanken, Ideen, Zweifeln und Herausforderungen mit dem Buch erzählen durfte. Danke für den Austausch und dein ehrliches Feedback zu einzelnen Themen in diesem Buch. Am meisten aber bin ich dir dankbar, dass du gelernt hast, mir zuzuhören statt mir Lösungen zu präsentieren. Du weißt, wie viel mir das bedeutet. Alles in allem kann ich es so zusammenfassen: Danke, dass du mir ein Zuhause geschenkt hast, in dem dieses Buch entstehen konnte.

Johanna, Noemi, Elisa und Gabriel, ihr wisst es vielleicht gar nicht, doch ihr seid die vier Menschen auf dieser schönen Welt, durch die ich am meisten gewachsen bin. Da ich wusste, dass meine Art, meine Haltung und mein eigenes Selbstbild viel mehr Einfluss auf euch hat als alles Reden und Erziehen, seid ihr meine größte Motivation für Veränderung. Durch euch bin ich an meine eigenen Kindheitspunkte gestoßen, die ich aufarbeiten und heilen durfte.
Danke, dass ihr mich supportet und angefeuert habt. Danke für all eure Fragen an mich. Danke, dass ich kleine Einblicke in unser Familienleben einfließen lassen durfte. Und Gabriel, danke für deine wichtige Geschichte, mit der du viele Menschen berührt und bewegt hast. Eine befreiende Lektion.
Elisa, als Testleserin war dein Feedback das Wichtigste von allen. Du weißt, wie ich „wirklich" bin 😉 und weißt, ob ich lebe, was ich schreibe. Danke für deine Bestätigung und dass du die Begeisterung, ein Buch zu schreiben, teilst.
Johanna und Noemi, mit euch habe ich von Anfang an meine Ideen fürs Cover geteilt. Euer Feedback, euer Blick für Ästhetik und Design hat mir geholfen, erste Vorstellungen zu entwickeln. Ihr stellt mir immer wieder gute Fragen, feuert mich an, und eure liebevollen Nachrichten in unserer WhatsApp-Gruppe zeigen mir: Ihr fiebert mit. Danke euch, es tut so gut, zu wissen, dass ihr hinter mir steht.

Ein herzliches Danke an all meine *Freunde, Familie, Bekannte und Kunden:* Ihr habt mich ermutigt und weniger an diesem Buch gezweifelt als ich. Ihr habt in mir das „Jetzt gibt es kein Zurück"-Gefühl ausgelöst. Und das brauchte ich oft. Danke an jeden Einzelnen von euch.

Rebekka, ohne dich würde vermutlich niemand dieses Buch in den Händen halten. Es ist verrückt, dass wir uns bisher noch nie live gesehen haben. Dennoch habe ich mit niemandem bisher so eng zusammengearbeitet wie mit dir. Dein Satz „Du bist eine Autorin ab dem Moment, wo du entscheidest, eine zu sein“ hat meine Welt auf den Kopf gestellt.
Danke für alle kreativen Schreibübungen, jede Korrektur und nervige Überarbeitungsrunde. Denn dein Können hat das Beste aus mir ins Buch gebracht. Du bist eine geniale Schreibcoachin. Strukturiert, gründlich, feinfühlig und motivierend hast du mich auf dieses Abenteuer mitgenommen.
Durch dich weiß ich heute: Ich kann ein Buch schreiben. Danke!

Ruth, Christine, Rike und Elisa. Ihr seid die ersten gewesen, denen ich mein Buch zum Testlesen anvertraut habe. Danke für euer Feedback, das so wertschätzend, hilfreich und ehrlich war. Das ist für mich nicht selbstverständlich und hat geholfen, die ein oder andere Stolperstelle noch zu glätten. Ich danke euch, dass ihr euch aufrichtig mit mir und für mich freut, wenn dieses Buch erfolgreich wird.

Rike, du hast meine Idee möglich gemacht und die Themen im Buch mit wundervollen Bildern illustriert. Deine humorvollen und aussagekräftigen Comics sind genau das Richtige, damit die Inhalte hängenbleiben, und sie zaubern ein Lächeln aufs Gesicht. Danke! Ich liebe es!

Anja, du warst eine der ersten, die mir ihre Hilfe angeboten hat. Ich danke dir, dass du mich fachlich beraten und unterstützt hast, gute Entscheidungen zu treffen, was die Gestaltung des Buchs angeht. Wenn schon, denn schon, gell.

Kia Kahawa, eure Firma hat mein Buch fertiggestellt. Ihr seid wirklich Profis und wisst, was ihr tut. Danke für die professionelle Zusammenarbeit. Das Cover und der Buchsatz sind wunderschön geworden und ich bin sehr stolz darauf.

Liebe Leserin und lieber Leser, jetzt danke ich auch dir! Du hast Zeit und Geld investiert und diesem Buch eine Chance gegeben. Lass mich gern wissen, was du daraus mitnimmst und ob es sich gelohnt hat. Schreib mir dazu gern eine E-Mail an **kontakt@angelakittner.de**. Ich danke dir für den Kauf und hoffe sehr, dass die eine oder andere Erkenntnis den Sprung von den Seiten in dein Herz geschafft hat.

So, und jetzt fehlt noch eine Danksagung:

Ich danke *mir selbst*. Ich danke der kleinen Angela in mir, die sich mit ihrer optimistischen und neugierigen Art durchgesetzt hat. Ich danke der Stärke in mir, die es aushält, sich zu zeigen. Ich danke dem krass gewachsenen Selbstvertrauen in mir; dieses ermöglicht es, dass meine Erfahrungen und Erkenntnisse anderen Menschen helfen.

DANKE! DANKE! DANKE! An alle, die mich ein Stück meines Weges begleitet haben: Ich freue mich, euch nach der Veröffentlichung des Buches mal zu begegnen.

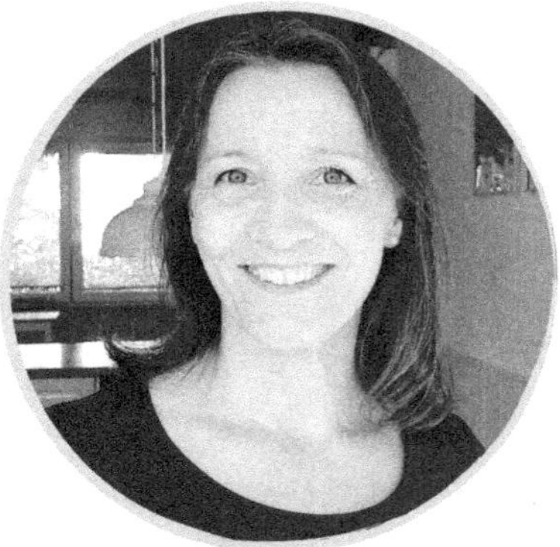

WER HAT'S GESCHRIEBEN?

Angela Kittner

Aufgewachsen bin ich in einer Familie mit drei großen Brüdern und einer jüngeren Schwester. Seit fast 23 Jahren bin ich selbst Mama und habe mit meinem Mann vier Kinder.

Nach den Jahren als Physiotherapeutin, Vollzeitmama und Tagesmutter fing ich beruflich neu an. Ich wusste, meine Leidenschaft für Beziehungsthemen will ich ausbauen und das tun, was ich richtig gut kann: andere sensibilisieren, ermutigen und unterstützen, um selbst gesunde, glückliche Beziehungen zu leben. Deshalb habe ich eine Individualpsychologische Ausbildung und später die Weiterbildung zur Systemischen Paartherapeutin absolviert und mich selbstständig gemacht.

Als aus der Idee, ein Buch zu schreiben, plötzlich Realität wurde, entstand vor mir ein Bild, wie es aussehen könnte. Ich wollte gern etwas Anschauliches, was den Inhalt noch mal auf eine andere Art aufgreift. Und dann entdeckte ich Rike bei Instagram. Ihre Bilder haben mich sowas von angesprochen, dass ich dachte: *Fragen kostet ja nichts.* Wir merkten schnell, wie gut wir miteinander harmonieren und dass wir als Kolleginnen und Geschäftsfrauen dieses Projekt miteinander wagen wollen. Und was soll ich sagen!? Es harmoniert.

Ich arbeite online und in Präsenz in meiner wunderschönen Praxis in Weimar. Vieles von dem, was ich in meinen Coaching-Räumen erfahren und gelernt habe, ist in dieses Buch eingeflossen.

Wenn du dir Unterstützung für deine ganz individuellen Themen wünschst, bin ich für dich da. Ich glaube, dass es nie zu spät ist, für sich aufzustehen, Altlasten loszulassen und neue Leichtigkeit zu gewinnen. Auch als Paar seid ihr herzlich willkommen. Ich schaffe euch einen Raum, in dem ihr euch sehen und begegnen könnt. Hier kannst du Kontakt zu mir aufnehmen:

E-Mail: kontakt@angelakittner.de
Website: www.angelakittner.de
Instagram: @angela.kittner.beziehungscoach

Anfragen zu Workshops, Seminaren und Vorträgen nehme ich ebenfalls gerne per E-Mail an.

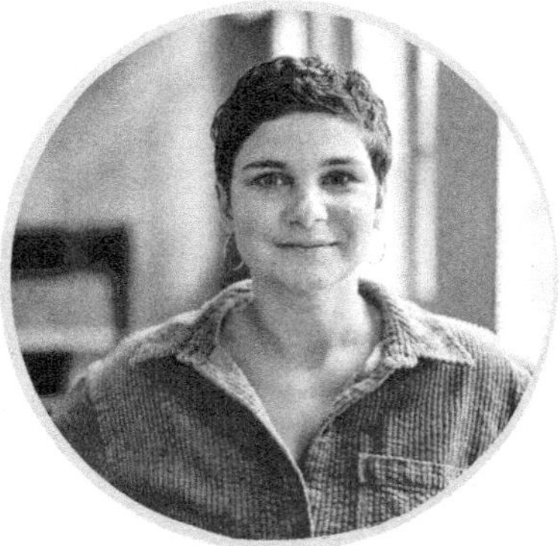

WER HAT'S ILLUSTRIERT?

Rike Ringeis

Mein beruflicher Weg ist rückblickend geprägt von der Suche nach dem, was ich wirklich will. Als Innenarchitektin und Designerin war ich viele Jahre im kreativen Bereich tätig. Einiges daran erfüllte mich, aber ich merkte immer wieder, dass ich näher und tiefer mit Menschen arbeiten wollte. Und so entschied ich mich vor acht Jahren für meinen zweiten Berufsweg als Systemische Therapeutin. Meine Leidenschaft für Grafikdesign und Illustration verbinde ich heute mit meinem Interesse für Coaching- und Therapiethemen. Diese Kombination aus beiden Berufen wurde zu meinem eigenen Weg, der mich erfüllt und glücklich macht.

Angela und ich haben uns auf Instagram kennengelernt, dort teile ich Impulse rund um die Themen Coaching und Therapie. Meine Spezialität: aussagekräftige Comics, wie du sie auch in diesem Buch findest. Darüber wurde Angela auf mich aufmerksam und wir fanden schnell einen Draht zueinander. Als Angela mich fragte, ob ich Lust hätte, ihr Buch zu illustrieren, musste ich nicht lange überlegen. Ihre bildhafte Sprache und die lebensnahen Geschichten ließen mich schnell Zugang

finden, und so entstand für jedes Kapitel eine individuelle Zeichnung. Vielleicht hast du dich in dem einen oder anderen Bild wiedererkannt? Denn genau davon leben meine Zeichnungen. Von diesem kurzen Moment, in dem du dich selbst darin entdeckst und darüber schmunzeln kannst. So gebe ich Menschen liebevolle Bilder an die Hand, die das Leben ein bisschen leichter und humorvoll verständlich machen.
Mit diesem Ziel begleite ich auch Menschen als Systemische Therapeutin. Manchmal wiegen die Sorgen mehr als deine eigene Kraft. Dann geht es darum, das Leben wieder klarer, leichter und glücklicher zu gestalten. Und für diesen Weg lohnt es sich, jemanden zu haben, der dir den Rücken stärkt.

Das weiß ich auch aus eigener Erfahrung.
Wünschst du dir auch jemanden, der dir den Rücken stärkt?

Auf meiner Website findest du mein Angebot für:
» dich persönlich im Einzelsetting
» für euch als Paar
» für euch als (Eltern)paar in Trennung

Ich biete mein Coaching online und in Präsenz in Leipzig an.
Und natürlich kannst du mich auch gern als Illustratorin für dein kreatives Projekt anfragen.

Wenn du mehr über mich und meine Arbeitsweise erfahren möchtest findest du mich auf Instagram und auf meiner Website. Du kannst mich aber auch gern per E-Mail direkt kontaktieren:

E-Mail: mail@rikeringeis.de
Website: www.rikeringeis.de
Instagram: @rikeringeis_coaching

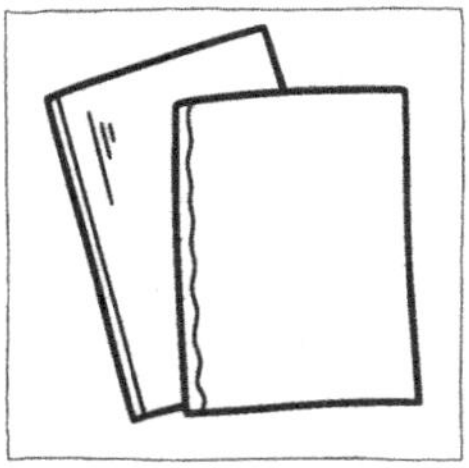

KOSTENFREIER DOWNLOAD

Kommunikation ist der schnellste und einfachste Weg, um sich einander mitzuteilen. Und genau da hakt es oft. Sich so mitzuteilen, dass Nähe, Vertrauen und Verständnis entstehen, ist gar nicht so leicht. Manchmal fühlen wir uns nach einem Gespräch schlechter als davor.

Deshalb erhältst du zu diesem Buch den

„Kommunikationsguide"
als Download geschenkt.

Scanne dazu einfach den QR-Code:

Der Kommunikationsguide enthält ein **Video**, in dem ich dir meine einzigartige W-E-G Formel erkläre, mit der du

» klar und freundlich rüberbringst, was dir wichtig ist, ohne „herumzueiern".

Und du bekommst eine **Checkliste** mit 40 schlau formulierten Sätzen, mit denen du für jede Situation gewappnet bist.

» 10 Sätze, wie du Nein sagen und freundlich absagen kannst.
» 10 Sätze, wie du deine Meinung sagst und zu dir stehst.
» 10 Sätze, um nicht aus Unsicherheit heraus, zu viel oder zu schnell zu reden.
» 10 Sätze, die dich selbst beruhigen, wenn du emotional überfordert bist.

Ich wünsche dir viel Freude und Erfolg beim entspannteren Kommunizieren.